TRAITEMENT

DE LA

TUBERCULOSE PULMONAIRE

AU MOYEN

D'INHALATIONS DE SULFURE DE CARBONE

MÉLANGÉ AU PHOSPHATE DE CHAUX

PAR LE

Dr Georges COROMILAS

Communication faite à la *Société de Médecine Pratique*
Séance du 10 mars 1892.

PARIS

IMPRIMERIE DAIX FRÈRES
CLERMONT (OISE), 3, PLACE SAINT-ANDRÉ, 3

1892

Messieurs,

L'insuffisance des moyens d'investigations en matière de sciences expérimentales rencontrée dans des villes où les exercices microscopiques font défaut, d'autre part le manque du temps nécessaire à un médecin pour se livrer à ces études, tout en pratiquant la science au milieu de ses concitoyens, ne m'ont pas permis de présenter au complet, et sous tous les points de vue scientifiques, le présent travail.

Je vous le soumets cependant aujourd'hui tel quel, tant je suis désireux d'y appeler votre attention et de connaître votre sincère appréciation sur la valeur exacte de mes observations.

Ne vous attendez pas, Messieurs, à y trouver de nouvelles théories sur la tuberculose, non plus qu'une solution de ce difficile problème, mais simplement des observations recueillies au cours d'un traitement qu'à la suite de longs essais j'ai été amené à adopter et grâce auquel plusieurs de mes confrères ont, à ma grande satisfaction, obtenu d'heureux résultats.

C'est au commencement de l'année 1888 que je fis pour la première fois l'essai du traitement de la tuberculose par les inhalations de sulfure de carbone mélangé au phosphate de chaux. Depuis cette époque jusqu'au moment de mon départ de Grèce, j'ai traité ainsi 99 malades, dont 58 avec succès.

Dans ces 58 succès, j'ai eu 12 récidives.

Je remis les malades au traitement et j'obtins 7 guérisons.

Des 5 autres : le 1er, atteint de nouveau par l'affection au bout de 8 mois, abandonna mon traitement pour suivre celui d'un autre confrère et mourut ; le 2me fut atteint au cours du traitement d'une complication de pyothorax ; j'ai procédé à l'opération qui a amené une grande amélioration ; le 3me, redevenu tuberculeux après 10 mois de guérison, s'est confié aux soins de charlatans de mon pays ; le 4me, remis

Communication faite à la Société de Médecine Pratique, séance du 10 mars 1892.

1

également au sulfure de carbone pour récidive survenue après 1 mois de guérison, avait obtenu une grande amélioration de son état. Malheureusement, un
profond chagrin vint abattre ses forces et il succomba ;
le 5ᵐᵉ enfin était en voie de guérison à mon départ.

En outre, je dois encore signaler :

6 décès de personnes qui ne présentèrent presque
jamais d'amélioration au cours de leur maladie.

5 autres décès survenus à la suite de complications :

Chez l'un par endocardite ; chez un autre par dysenterie ; chez un 3ᵐᵉ par méningite ; chez un 4ᵐᵉ par
influenza ; chez le dernier enfin, par hémorrhagie
pulmonaire.

Chez un de mes malades, j'obtins la guérison du
poumon droit et une amélioration du poumon gauche.

Deux décès survenus chez deux malades, qu'en vue
d'une observation comparative entre l'action des médicaments indiqués jusqu'à ce jour et celle du sulfure de
carbone, j'avais soumis au traitement ordinaire.

24 améliorations manifestes, mais ces 24 malades
n'ont pas continué le traitement.

Enfin deux autres cas, un peu plus compliqués, dont
je me propose de parler longuement dans les observations nᵒˢ 13 et 52, que j'aurai l'honneur de soumettre
par écrit à l'appréciation de la Société.

De tout ceci, il résulte que, si nous éliminons les 24
malades qui, après amélioration, n'ont pas continué le
traitement, et les 2 décès survenus à la suite de l'emploi du traitement ordinaire, nous arrivons au total de
73 cas de tuberculose.

Sur ces 73 cas j'ai pu obtenir 58 succès, ce qui donne
une moyenne de guérisons de 76 %.

On peut constater les mêmes proportions dans les
statistiques établies par certains de mes confrères
ayant soumis leurs malades aux inhalations de sulfure
de carbone.

C'est ainsi que le Dʳ P. Œconomopoulos, médecin militaire, m'a communiqué 13 observations, dont
9 guérisons sans récidives, 1 amélioration et 3 décès.
Tout dernièrement encore, il m'a envoyé 6 nouvelles
observations des plus satisfaisantes au point de vue du

sultat acquis, puisqu'il espère, m'a-t-il dit, obtenir
la guérison complète.

J'ai reçu également du Dr Phélomitor une lettre de
félicitations au sujet de la guérison obtenue par l'emploi de mon traitement chez une de ses malades.

Il m'affirme avoir eu lui-même quelques bons résultats.

Le Dr Vassilakis, médecin militaire, m'annonce la
guérison d'un malade condamné par tous les Docteurs
de Pyrgos et de Patras:

TRAITEMENT.

Je crois utile de signaler tout d'abord que je prescris les toniques et les antipyrétiques en même temps
que les inhalations.

Mode d'emploi du sulfure de carbone.

On commence par prescrire la dose suivante :

    Sulfure de carbone............... 15 gr.
    Phosphate de chaux............... 10 gr.
    Eau.............................. 200 gr.

Tous les 8 ou 10 jours je renouvelle le médicament
en augmentant la dose de sulfure de carbone de 5 gr.
sur la dose précédente, jusqu'à concurrence de 30
grammes, quantité que je ne dépasse jamais.

J'ai tenté de substituer dans les inhalations l'iodoforme au phosphate de chaux.

Je n'ai obtenu ainsi que deux guérisons. Aussi ai-je
conclu que l'action du phosphate de chaux est plus
efficace.

J'ai observé chez quelques malades, pendant les premières semaines de traitement, de la faiblesse et une
diminution sensible de poids. Mais ce n'est là qu'un
état passager. Bientôt les forces reviennent et l'embonpoint reparaît.

Il me paraît nécessaire d'ajouter les quelques observations suivantes :

1° L'appareil à inhalations ne doit pas contenir plus
de 200 grammes d'eau.

2° En hiver, et principalement dans les pays froids,
on doit envelopper l'appareil avec du coton ou bien

avec de grosses serviettes pour permettre à l'évaporation du sulfure de carbone de se produire plus facilement.

Pour la même raison, il serait bon que la chambre à inhalations eût constamment une température voisine de 20 ou 25° au-dessus de zéro.

3° Au début de chaque inhalation, il faut secouer l'appareil afin de mélanger le sulfure de carbone au phosphate de chaux dans l'eau y contenue et d'éviter le dépôt du fond.

4° Au début du traitement, les malades se contenteront de 3 ou 4 longues et profondes inhalations répétées toutes les 3 ou 4 heures.

Plus tard, ils pourront faire ces inhalations toutes les 2 ou 3 heures.

5° Le médicament doit être renouvelé tous les 8 ou 10 jours, car après plusieurs bonnes inhalations, on ne voit plus de sulfure de carbone au fond de l'appareil.

6° Si le malade, pendant les inhalations, est pris d'hémoptysies, ainsi que j'ai eu occasion de le constater deux fois, on doit absolument suspendre le traitement par le sulfure jusqu'à l'arrêt complet des hémoptysies.

On le reprendra ensuite suivant le mode prescrit.

Les nombreux cas de succès, dans le traitement de la tuberculose, observés par moi et par ceux de mes confrères qui ont fait usage du sulfure de carbone, m'ont amené à conclure que ce médicament a une action indéniable et puissante contre la tuberculose.

J'ose même dire qu'il me paraît être le médicament vraiment héroïque de cette terrible affection.

Si j'ai pris la liberté, Messieurs, de tirer moi-même cette conclusion de tous ces faits, c'est dans l'espoir que des maîtres aussi autorisés que ceux qui composent cette Assemblée, voudront bien y porter leur attention et en reconnaître l'exactitude.

Paris, Mars 1892.

Dʳ Coromilas,
(de Calamata) Grèce.

TRAITEMENT

DE LA

TUBERCULOSE PULMONAIRE

AU MOYEN D'INHALATIONS DE SULFURE DE CARBONE
MÉLANGÉ AU PHOSPHATE DE CHAUX

OBSERVATIONS DE 112 CAS DE TUBERCULOSE PULMONAIRE
Traités au moyen des inhalations de sulfure de carbone mélangé au phosphate de chaux

1re Observation.

M... Mad. C., religieuse, âgée de 32 ans, domiciliée à Calamata, départ. de Messénie (Grèce). Elle est malade depuis le mois de juin 1887. Abandonnée par les autres confrères, elle m'a fait appeler au mois d'avril 1888. Je constatai : fièvre, 39°5, 39,8 tous les jours ; sueurs nocturnes abondantes ; toux opiniâtre, crachats fréquents, opaques, fétides et gagnent le fond d'un vase rempli d'eau. Elle ne pouvait se retourner sur le côté droit, ni se lever de son lit, ni s'asseoir pendant quelques minutes sans être fatiguée ; inappétence ; elle était très maigre et très pâle. A l'auscultation, on entendait des craquements humides et un souffle qui occupait les 3/4 de la partie supérieure du poumon droit.

- Elle n'avait pas eu ses règles pendant les mois de novembre, décembre, janvier et février.

12 avril. Je lui administrai les inhalations **de sulfure de carbone.**

17 avril. Température matin 38. Après-midi 39. — 9 avril. Température après-midi 38.4. — 20 avril. Température après-midi 38. — 21. Température après-midi 37.8.

Un très bon appétit.

22 avril. Température après-midi 37.5. — 23 avril. Température après-midi 37.6. — 24 avril. Température après-midi 37.8. — 25 avril. Température après-midi 38.

Elle a revu **ses règles**.

26 avril. Température après midi 38. — 27 avril. Température après-midi 37.8. — 28 avril. Température après-midi 38. — 29 avril. Température après midi 38.2.

Inappétence, à cause de contrariété des personnes qui l'entouraient, elle pleurait pendant toute la journée.

30 avril. Température après midi 38.2. — 1er mai. Température après-midi 38.3. — 4 mai. Température après-midi 38. — 6 mai. Température après-midi 38. — 8 mai Température après-midi 38.4.

Elle a mangé de la salade, mais elle n'a pas fait les inhalations autant qu'il l'aurait fallu hier et avant-hier.

Très peu de crachats blanchâtres, toux peu fréquente. Elle me dit que ses crachats sont salés comme l'eau de la mer.

La température s'élève à 38 et 38.3 au moment de ses règles.

Au mois d'octobre 1888, je l'examinai pour la dernière fois et je trouvai les signes physiques bien améliorés.

Elle gagnait des forces et elle put reprendre ses occupations.

2ᵉ Observation.

Pan. Cer., âgé de 13 ans, domicilié à Aïzaga, départ de Messénie (Grèce). Pas d'hérédité dans sa famille, mais la première femme de son beau-frère, son père et un de ses enfants sont morts de la tuberculose pulmonaire.

Le 26 mars 1888, on me fait appeler pour la première fois ; il toussait depuis un an et demi et il avait de temps en temps de la fièvre, sueurs nocturnes ; inappétence ; constipation ; ses forces tombent vite ; il est faible, pâle et les chairs de son corps sont molles.

A la percussion, matité sur le sommet du poumon droit.

A l'auscultation, craquements humides sur tous les 3/4 inférieurs du même poumon en avant et en arrière.

Peu de crachats, opaques, un peu fétides et ils gagnent le fond d'un vase rempli d'eau.

Par les antiseptiques, toniques, épispastiques, air frais, et bonne nourriture je n'obtiens pas d'amélioration ; la température n'était plus qu'à 38.2, 38.4 dans l'après-midi.

18 avril. — Je lui ai administré les inhalations du **sulfure de carbone**.

Sa voix est faible.

21 avril. — Un bon appétit.

8 mai. — Un bon appétit, pas de fièvre, ni de sueurs nocturnes, il tousse très peu : crachats blanchâtres.

14 mai. — Il se porte tout à fait bien.

17 mai. — 1er juin et 8 juin, je lui renouvelle les inhalations, comme prophylactique.

15 juillet. — On l'a mis en prison.

4 octobre. — Il a attrapé dans la prison une fièvre intermittente.

6-7 du même mois, je l'examinai pour la dernière fois et je ne trouvai rien d'anormal.

3e Observation.

Georges Ph., domicilié à Gardiki, département Messénie (Grèce), âgé de 33 ans.

Sa femme est morte de tuberculose pulmonaire.

Il est malade depuis longtemps ; inappétence, fièvre, sueurs nocturnes, chairs molles, voix basse ; il est pâle, et maigre.

A la percussion, matité sur le sommet du poumon droit.

A l'auscultation, craquements humides.

18 juillet. — Il a craché du sang qui s'arrête en employant l'*ergot de seigle*.

22,23. — Pas de fièvre : un bon appétit ; la toux diminue, crachats blanchâtres.

5 août. — Toux peu fréquente : presque pas de crachats.

12,13 août. — Je ne trouve rien ni à la percussion, ni à l'auscultation.

20 août. — Il me raconta ceci :

« Mes crachats, depuis une année et même avant, ont un goût saumâtre et une odeur désagréable, tandis que depuis quelques jours, je n'éprouve pas de sensation désagréable je me sens tout à fait bien portant.

Dès ma première maladie, c'est-à-dire depuis 1881 jusqu'à ce jour, je ne pouvais pas marcher sans être de suite fatigué. Tandis qu'à présent je peux marcher continuellement pendant deux heures, et même plus, sans me fatiguer. »

21 août. — 1,21,27 septembre. — Par la percussion et l'auscultation, je ne trouve rien. Il a repris son embonpoint et ses occupations.

Je supprimai les inhalations.

4e Observation.

Georges (Tz...) domicilié à Nission, départ. Messénie (Grèce). Agé de 13 ans, élève ; 3 frères, les deux sœurs de sa mère et quelques-uns de leurs enfants sont morts tuberculeux.

Il tousse ; inappétence, crachats opaques ; ils gagnent le fond
d'un vase rempli d'eau ; fièvre ; sueurs nocturnes ; il est pâle et
maigre.

A la percussion, matité sous la clavicule et sur la région sus-
épineuse du poumon droit.

A l'auscultation, respiration faible sur le sommet ; craquement
au 3/4 inférieur du même poumon en avant et en arrière.

7 août. — Température : matin 37,5, après-midi 38,8.

Je lui administrai : sulfate de quinine, expectorants et un vésicatoire.

8 août. — Température après-midi 38,9.

11, 12 août. — Le même état. — Usage du *sulfure de carbone*.

14 août. — Température après-midi 38,3.

15, 16, 17 août. — Sans fièvre, bon appétit. Par la percussion,
pas la même matité qu'avant.

Craquements plus bas que le 1/2 du poumon.

24 août. — Je ne trouvai rien de mal à côté du poumon. Très
peu de crachats blanchâtres.

25, 26, 27 août. — Il se porte tout à fait bien.

2-25 septembre. — Je supprimai les inhalations.

5e Observation.

Panagiotis D., âgé de 30 ans, domicilié à Méligala, départ. Messénie (Grèce).

Sa mère est morte de phtisie pulmonaire à l'âge de 27 ou 28 ans.
Sa femme est morte aussi, il y a quelques mois, de la même maladie.

Il est malade depuis le mois d'août 1887 ; on me fait appeler
pour la deuxième fois le 26 août 1888. Je constatai : inappétence ;
toux fréquente, crachats opaques, fétides ; sueurs nocturnes ;
constipation ; il est maigre.

A la percussion, matité sur le sommet du poumon droit, en
avant et en arrière ; à l'auscultation, craquements humides sur le
même sommet. Temp. 38,8.

27 août. — Temp. après-midi 38,7.

29 août. — Pas de fièvre.

1, 2 septembre. — Crachats blanchâtres et toux peu fréquente.
Un bon appétit.

12 septembre. — Pas de sueurs ; presque pas de crachats.

Par la percussion et l'auscultation, je ne trouve rien d'anormal.

Jusqu'au 4 octobre il se porta bien et reprit son embonpoint. Je
lui donnai encore les inhalations comme prophylactique.

6e Observation.

D. Stas, religieuse, âgée de 30 ans ; domiciliée à Calamata, Messénie (Grèce). Elle avait tous les symptômes de la phtisie pulmonaire compliqués d'une hypertrophie considérable du cœur.

Elle a été traitée pendant 7 semaines suivant la même indication, mais l'état de son cœur ne permettait pas d'administrer régulièrement le médicament.

Aussi, n'ai-je obtenu qu'une amélioration insignifiante.

Ces 6 observations ont été déjà communiquées à la Société de Médecine pratique lors de mon séjour à Paris en 1889.

» A mon retour en Grèce, à la fin de cette même année 1889, » j'ai eu à constater :

» 1° **La mort** des malades des observations 1 et 6.

» 2° Une **récidive** survenue chez le malade de l'observation » 5. — Traité à Athènes pendant plus de 6 mois par les professeurs de la Faculté, le malade n'avait obtenu aucune amé- » lioration de son état. Il vint alors me consulter.

» Je constate la **récidive** et le remets au traitement des » inhalations de sulfure. Il a guéri.

» Marié en secondes noces au mois de mai 1891, je l'ai revu » encore au mois d'octobre de la même année et il jouissait » d'une santé excellente.

» Deux autres **récidives** survenues chez le malade de l'ob- » servation 3 dans le courant des années 1890 et 1891. Il guérit » chaque fois par le même traitement.

» Je ne puis m'empêcher de communiquer ce que le docteur » Pherettos m'a écrit au sujet du même malade, le 28 août » 1890 : « Il y a quelques années, j'ai examiné M. G. Ph., et » j'ai diagnostiqué une **tuberculose pulmonaire** ; je l'ai » même traité pendant un certain temps sans obtenir d'amé- » lioration. Aujourd'hui, ayant examiné de nouveau le même » malade, je n'ai plus rien trouvé d'anormal à la percussion et » à l'auscultation. »

7e Observation.

« Mme Am.... (J. P.) de Calamata (Grèce), âgée de 21 ans.—**Gué-**
« **rison**, juillet 1889.—Accouchée depuis 4 mois, la malade était prise
« depuis cette époque de toux avec expectoration, de sueurs
« nocturnes. Elle avait craché 4 fois du sang et perdait peu à peu
« ses forces. »

Etat de la malade en juillet 1889. — Elle est pâle et faible,
les chairs sont molles.

Dans l'après midi, elle a toujours des accès de fièvre.

A la percussion, matité au sommet droit du poumon.

A l'auscultation, murmure respiratoire très faible. Quelques
râles humides se font entendre.

Traitement. — Pendant 15 jours je soumis la malade à l'action
des toniques, des antipyrétiques, des expectorants et de la créosote
sans aucun succès.

Le 22 juillet, ne voyant aucune amélioration survenir, je pres-
crivis les inhalations de sulfure de carbone mélangé au phosphate
de chaux.

A la fin du mois d'août 1890, ma malade avait complètement
recouvré la santé.

En octobre 1891, elle est bien portante. Son enfant a succombé
à une entérite.

8e Observation.

M. S. S...., de Calamata (Grèce), âgé de 17 ans. **Guérison.**

La mère de ce malade est morte depuis 14 ans d'une maladie
chronique.

Le 26 avril 1890, je fus appelé. Je trouve le malade pâle, maigre,
cachectique. Il a des sueurs nocturnes, il tousse et crache ; les
crachats gagnent rapidement le fond d'un vase rempli d'eau ; il a
une légère dyspnée.

A la percussion, submatité au sommet droit ; à l'auscultation,
râles humides s'entendant dans tout le poumon droit, et à la base
du poumon gauche.

Je prescris le traitement ordinaire.

30 avril au 8 mai. — Le malade va de plus en plus mal. Je prescris alors les inhalations de sulfure de carbone.

17-18-19-20 mai. — Mon malade a recouvré la santé.

9e Observation.

M. L... (P.), de Messène (Grèce), âgé de 17 ans. **Guérison.**— C'est un élève du lycée. La tuberculose est héréditaire dans sa famille.

17 février 1890. — Ce jeune homme tousse, crache, a des sueurs nocturnes, perd ses forces.

A la percussion, rien de précis, à l'auscultation, murmure respiratoire rude au sommet du poumon gauche, et respiration faible au même poumon.

Je le mis au traitement ordinaire pendant 2 mois sans obtenir aucune amélioration.

10 avril 1890. — Je prescris les inhalations de sulfure de carbone. Après 15 jours de ce nouveau traitement, tous les symptômes pathologiques ont disparu, et mon malade se trouve bien portant.

10e Observation.

M. Arist. S..., de Gortynie (Grèce), âgé de 30 ans, célibataire. **Guérison.** Son père et sa mère sont très âgés.

De ses cinq frères, l'un est mort de pneumonie, un autre d'albuminurie, un troisième de tuberculose, les deux autres, paraît-il, jouissent d'une bonne santé.

Vers la fin de l'année 1882, étant étudiant à l'Ecole Polytechnique d'Athènes, il a pour la première fois une hémoptysie. Puis, dès 1883, il commence à tousser et crache 3 ou 4 fois du sang.

En 1885, il est atteint de pleurésie, et, sur les conseils des médecins appelés, il abandonne ses études.

Guéri de sa pleurésie, il tousse et crache toujours et perd peu à peu ses forces, quoiqu'il se nourrisse bien et se livre à des exercices hygiéniques tels que la chasse.

12 janvier 1890. — Il vient me consulter. Il est pâle, maigre, il a une légère dyspnée qu'une marche rapide ou continue augmente ; il tousse ; ses crachats sont purulents, il a des sueurs nocturnes.

A la percussion, submatité aux régions sous-claviculaire, sus et sous-épineuses gauches.

A l'auscultation, râles humides et quelques craquements aux mêmes régions ; murmure respiratoire faible au poumon-gauche. De plus pseudo-hypertrophie du cœur.

Traitement. — Je prescris les inhalations de sulfure de carbone, les toniques, et je fais des pointes de feu.

24 janvier 1890. — Mon malade se sent beaucoup mieux. Les symptômes pathologiques se sont amendés, à part ceux du cœur.

17 février 1890. — Le malade, guéri de son affection pulmonaire

rentre dans son pays avec une provision de sulfure de carbone, pour continuer quelque temps encore les inhalations.

16 septembre. — J'apprends par un compatriote, le professeur Rean Cout... que M. Arist.... est en bonne santé.

11e Observation.

M. Pèbre Ph... de Messène (Grèce), âgé de 46 ans, cultivateur, marié. — **Guérison. Récidive. Guérison.** Deux de ses enfants sont morts de diarrhée. Son père a succombé à une maladie chronique du poumon.

31 décembre 1889. — Je l'examine et je trouve les signes de la tuberculose au poumon gauche.

Je prescris les inhalations de sulfure de carbone.

3 janvier 1890. — Tous les symptômes se sont amendés.

18 janvier. — L'état est satisfaisant.

Le malade part pour son pays, emportant une provision de sulfure de carbone.

6 février. — Je l'examine à nouveau et ne trouve rien d'anormal.

25 avril. — Il revient à ma consultation et m'apprend qu'il vient d'avoir une conjonctivite, un érysipèle et que la toux a fait sa réapparition. En l'auscultant je trouve quelques symptômes de tuberculose à la région antérieurement affectée.

Je le remets au même traitement.

29 avril. — Grande amélioration.

30 avril. — Etat satisfaisant.

6 mai. — Il rentre dans son pays bien portant.

12e Observation.

M. Constantin Ph.. de Messène (Grèce), âgé de 45 ans. — **Guérison.**

Cet homme se trouvait marié en secondes noces.

Sa première épouse, issue de parents tuberculeux, était morte de tuberculose, au bout d'un an de mariage.

Quelques mois après la mort de sa première femme, M. Ph... commença à tousser.

Il consulta un grand nombre de médecins, mais la toux résista à leur médication.

Il se remarie en 1888.

En avril 1889, il a une hémoptysie et des sueurs nocturnes.

9 janvier 1890. — Il vient me consulter. Légèrement pâle, il a un peu de dyspnée : Ses chairs sont molles ; il tousse ; ses crachats sont muco-purulents.

A la percussion, matité dans les régions sous-claviculaire, sus-
et sous-épineuses droites, sous-claviculaire gauche.

A l'auscultation, râles humides et souffle léger à droite ; râle
crépitant à gauche.

Je le soumets aux inhalations de sulfure de carbone et aux pointes de feu.

12 janvier. — Pas d'amélioration.

15 janvier. — La toux et les crachats diminuent.

18 janvier. — Il ne tousse plus que le matin. Il respire plus fací-
lement.

A la percussion et à l'auscultation, rien au poumon gauche ; les
signes persistent en avant au poumon droit.

30 janvier. — L'état général est plus mauvais que celui du 18
janvier. Le malade m'avoue que, par suite de grandes occupations,
il a abandonné pendant 5 jours les inhalations et n'a pris aucune
précaution de sa santé.

4 février. — A la percussion, matité aux régions sus-épineuses
droite et gauche.

A l'auscultation, râles humides et respiration bronchique à la
région sous-claviculaire droite.

7 février. — Matité à la région sus-épineuse droite.

9 février. — Même état. Quelques crachats de sang.

13 février. — La matité est bornée à la région sus-épineuse
droite ; la respiration est rude.

17 février. — Le docteur Œconomopoulos, appelé en consultation,
constate avec moi de la matité et quelques râles obscurs aux
régions sus-épineuses droite et gauche.

25 février. — Le docteur Œconomopoulos et moi trouvons de la
matité à la région sus-épineuse droite.

Tous les autres signes ont disparu.

10 au 25 mars. — Matité et respiration rude. Pas d'autres signes.

14 mai. — Matité au sommet du poumon droit. Respiration rude.
La toux et les crachats ont disparu.

22 juin. — Santé parfaite.

13e OBSERVATION.

Docteur Giat......, de Lacédémone, âgé de 33 ans.

Le Dr Giat... m'écrit que depuis quelque temps il perd ses forces ; il tousse, ses crachats sont muco-purulents et gagnent immédiatement le fond d'un vase rempli d'eau ; il a des sueurs nocturnes, des accès de fièvre dans l'après-midi ; bref, ajoute-t-il, je suis
tuberculeux et je crains de mourir ; essayez de me sauver.

Voici un tableau de la température du malade avant le commencement du traitement :

Médicaments	Dates		T matin	T soir
	Février	26	37°4	38°6
	»	27	37°4	38°6
	»	28	37°6	38°8
Antipyrine	Mars	1er	37°4	68°4
	»	2	37°4	38°4
	»	3	37°5	38°2
Antipyrine	»	4	36°8	38°
	»	5	37°1	37°8
	»	6	37°	37·5
	»	7	37°4	37°5
	»	8	37°3	37°7
	»	9	37°	37°5
	»	10	37°2	37°5
	»	11	37°3	37°5
	»	12	37°	37°5
	»	13	37°5	37°8
	»	14	37°5	37·9
	»	15	37°4	38°
	»	16	37°5	37°6
	»	17	37°5	38°3
	»	18	37°4	37°7
	»	19	37°2	38°3
	»	20	37°4	38°
	»	21	37°4	38°4
	»	22	37°4	38°3
	»	23	37°5	37°7
	»	24	37°1	38°3
	»	25	37°3	38°1
	»	26	37°3	37°6
	»	27	37°3	38°
	»	28	37°3	38°
	»	29	37°4	37°7
	»	30	37°5	37°7
	»	31	37°4	37°5
	Avril	1er	37°4	37°8
	»	2	37°5	37°8
	»	3	37°5	38°
	»	4	37°4	39°3
	»	5	37°8	38°6
	»	6	37°5	38°3
	»	7	37°5	38°1

— 15 —

Médicaments	Datès		T matin	T soir
Antipyrine	Avril	8	37°6	38°
»		9	37°5	38°1

11 avril 1890. — J'examine mon confrère et je constate :

A la percussion, matité au sommet du poumon droit en avant et en arrière.

A l'auscultation, râles humides au sommet du même poumon et respiration faible dans le reste du poumon attaqué.

Température du soir 37°7.

Je prescris les inhalations de sulfure de carbone.

12 avril. Température soir, 37°6. — 13 avril. Température soir, 37°6. — 14 avril. Température soir, 38°. Le malade s'est fatigué par une longue course à pied.

15 avril. — Température du soir, 37° 3. — Les symptômes pathologiques diminuent d'intensité.

16 avril. — Mon confrère retourne dans son pays.

« Il m'expédie l'état de sa santé relevé jour par jour.

« 16 avril. — Pendant la traversée en bateau et 5 heures de « voyage à cheval, j'ai fréquemment toussé sans cracher. J'ai « inhalé deux fois le sulfure pendant la journée.

« Température : Matin 36°9. Soir, 37°2.

« 16 avril. — Miléa. — J'ai eu des sueurs vers le matin. Mes cra- « chats ne sont plus aussi opaques. Je me sens bien portant.

« Température : 37° à 6 heures du matin. — 37° 1 dans l'après- « midi. — 37°1 le soir.

« Je n'ai employé le sulfure qu'à l'intérieur.

« 18 avril. — Je pars pour Arna. — J'ai beaucoup toussé la nuit « dernière et j'ai eu des sueurs. Ce soir je reprends les inhalations.

« Température : 37°7 à 6 heures du matin. — 37°6, le soir.

« 19 avril. — Bonne nuit, peu de toux, pas de sueurs. Les cra- « chats sont moins denses et moins épais.

« La journée s'est passée sans trop tousser.

« Depuis quelques temps j'éprouve des sensations de chaleur « aux pieds pendant la nuit.

« Température : Matin 36° 8. — Soir 37°6.

« 20 avril. — Pas de sueurs nocturnes.

« J'ai toussé ce matin. Cet après-midi, je suis allé à Saint-Nicolas « à cheval ; cela m'a demandé 3 heures.

« Température : Matin, 36°7. — Midi, 37°2. — Soir, 37°.

« 21 avril. — Saint-Nicolas. — Pas de sueurs nocturnes. Je tousse « et crache davantage. Je continue les inhalations.

« Température : 3 heures du matin 37°. — Midi, 37°1. — Soir, « 36° 9.

« 22 avril. — Pas de sueurs nocturnes. Je tousse et crache encore

« plus qu'hier. Je pars. pour Kastania, situé à 2 heures de cheval
« d'ici. Je continue les inhalations.

« Température : 6 heures 1/2 matin 37°1. — 4 heures soir, 37°2.
« —9 heures soir, 37°3.

« 23 avril. — Kastania. — Pas de sueurs nocturnes.

« Température : 6 heures matin 36°7. — Soir 37°6.

« 24 avril. — J'ai un peu toussé. Ce matin, j'ai remarqué un cra-
« chat muco-purulent, qui est tombé immédiatement au fond d'un
« vase plein d'eau. Je pars pour Arna. L'appareil digestif fonc-
« tionne normalement depuis quelques jours.

« Température : 6 heures matin, 36°7. — 5 heures soir, 37°3. —
« 9 heures soir, 37°1.

« 25 avril. — Pas de sueurs, ni de toux.

« L'appétit est bon.

« Température : 6 heures matin, 36°6. — 5 heures soir, 37°5. —
« 6 heures soir, 37°3.

« 26 avril. — Ni sueurs, ni toux pendant la nuit. Ce matin, quel-
« ques filets de mes crachats gagnent le fond du verre rempli
« d'eau.

« Température : 7 heures matin 37°. — 5 heures soir, 37°4. — 9
« heures soir 37°2.

« 27 avril. — J'ai passé la nuit sans sueurs ni toux, bien que j'aie
« copieusement dîné hier avec des mets difficiles à digérer. L'ap-
« pétit est bon. Je repars pour Saint-Nicolas.

« Température : 5 heures matin, 36°3. — 7 heures soir, 36°7. — 2
« heures soir, 37°2.

« 28 avril. — Saint-Nicolas. — Pas de sueurs nocturnes.

« Température : 2 heures matin 36°5. — 3 heures soir, 37°2. —
« 11 heures soir 37°.

« 29 avril. — Saint-Nicolas. — Quelques sueurs nocturnes.

« Température : 6 heures matin, 36°6. — 8 heures soir, 37°1.

« 30 avril. — J'ai veillé cette nuit jusqu'à 1 heure du matin en
« compagnie de quelques amis.

« Température : 6 heures matin, 37°. — 4 heures soir, 37°5. — 10
« heures soir, 37°5.

« 1er mai. — Quelques sueurs nocturnes. J'ai toussé et craché
« plus que de coutume. Je me sens fatigué.

« Température : 2 heures matin, 37°5. — 5 heures matin, 37°2. —
« 3 heures soir, 37°6. — 10 heures soir, 37°6.

« 2 mai. — Arna. — Pas de toux la nuit dernière, mais en revan-
« che des sueurs abondantes.

« Pendant le jour je tousse, mais je crache très peu. J'ai bon
« appétit et je digère bien.

« Température : Matin, 36°4 et 36°8. — Soir, 37°3 et 37°4.

« 3 mai. — Nuit bonne.

« Température : Matin, 36°7 et 37°1. — Soir, 37°4.

« Depuis mon départ de Calamata, je constate une amélioration
« indiscutable dans l'état de ma santé. L'appétit, supprimé depuis
« longtemps, est revenu et se maintient.

« Les crachats sont sensiblement modifiés, ils sont blanchâtres
« et ne tombent pas au fond de l'eau ; leur odeur n'est plus désa-
« gréable. Les douleurs que je ressentais dans la poitrine sont cal-
« mées.

« 4 mai. — J'ai bien passé la nuit dernière.

« Température : Matin, 36°7. — Après midi, 37°5. — Soir, 36°5.

« 5 mai. — J'ai eu peu de sueurs. Pouls = 75.

« Température : Matin 36°5. — Soir, 37°3.

« 6 mai. — Peu de sueurs.

« Température : Matin, 36°8. — Soir, 37°3.

« Je tousse souvent pendant la journée.

« 7 mai. — Température : Matin, 36°5. — Soir, 37°2.

« Je pars pour Saint-Nicolas.

« 8 mai. — Saint-Nicolas. — Pendant la nuit dernière, peu de toux,
« de crachats et de sueurs.

« Je pars pour Kastania. — Le voyage a été bon, ma dyspnée a
« beaucoup diminué.

« Température : Matin, 36°5. — Soir, 37°3.

« 9 mai. — Kastania. — Quoique la nourriture soit tout à fait
« mauvaise, je me sens très bon appétit, j'ai toujours faim, etc...

« Je pars pour Sélégoudia.

« Température : Matin, 36°7. — Soir, 37°2.

« 10 mai. — Sélégondia. — La puissance sexuelle, qui n'existait
« plus depuis quelques mois, est revenue surtout la nuit; elle s'est
« manifestée aujourd'hui à midi par une pollution.

« Température : Matin, 36°4. — Soir, 37°4.

« 11 mai. — Je vois un peu de sang dans mes crachats, ce qui
« me fait peur.

« Je supprime les inhalations.

« Je pars pour Arna.

« Température : Matin, 36°7. — Soir, 37°.

« 12 mai. — Arna. — Pas de sueurs.

« Je suis gai, bien que j'aie eu une discussion aujourd'hui. Je
« marche facilement, sans dyspnée.

« Température : Matin, 36°7. — Soir, 37°5.

« 13 mai. — Pas de sueurs nocturnes.

« Je pars pour Kastania.

« Température : Matin, 36°7. — Soir, 37°2.

« 14 mai. — Kastania. — Mal couché, nuit blanche.

« Température : Matin, 36°7. — Soir, 37°1.

« 15 mai. — Arna.

2

« Température : Matin, 36°8. — Soir, 37°5 et 37°.

« 16 mai. — J'ai toussé une fois seulement.

« Température : Matin, 36°9. — Soir, 37°4.

« Je marche facilement, sans me fatiguer.

« 17 mai. — Je n'ai pas toussé la nuit dernière.

« Température : Matin, 36°6. — Soir, 37°3.

« Voici une lettre que m'écrit le malade :

« L'appétit est revenu, et la digestion est maintenant facile.
« Mes forces reprennent vite, et je me sens pour ainsi dire revenir
« à la vie une seconde fois.

« L'inappétence, la mélancolie, la maussaderie ont disparu, et
« je suis redevenu gai et causeur. Je ne tousse pas pendant la
« nuit, mais seulement dans la journée quand je parle beaucoup
« ou quand je grimpe sur quelques montagnes.

« Je ne sais pas pourquoi ma température s'élève de quelques
« dixièmes, comme vous le voyez. On me dit dans ma famille que
« ma bonne mine est revenue.

« Autrefois le poids de mon corps arrivait à 56, 58, rarement 59
« kilog.

« Le 6 avril, il était de 50 kilog.

« A présent, avec les mêmes vêtements, à la même heure, je
« pèse 53 kil.

« Il y a donc une **augmentation de 3 kil.**

« Veuillez agréer, etc... »

« 18 mai. — Malgré la chaleur, j'ai passé la nuit dernière sans
« sueurs ni toux.

« Température : Matin, 36°9. — Soir, 37°4.

« 19 mai. — Température : Matin, 36°8. — Soir, 37°3.

« Je supprime les inhalations parce que je n'ai plus de sulfure
« de carbone.

« 20 mai. — Température : Matin, 36°8. — Soir, 37°2.

« 21 mai. — Température : Matin, 37°. — Soir, 37°2.

« 22 mai. — Saint-Nicolas.

« Température : Matin, 36°9. — Soir, 37°. Sulfure de carbone.

« 23 mai. — Température : Matin, 36°7. — Soir, 37°4.

« Emotion dans la journée.

« 24 mai. — Pollution nocturne.

« Température : Matin, 37°. — Soir, 37°2.

« 25 mai. — Température : Matin, 36°6. — Soir, 36°9.

« 26 mai. — Kastania.

« Température : Matin, 36°7. — Soir, 36°9.

« 27 mai. — Temp : Matin 36°8. — Soir 37°2 et 37°.

« 28   »   »   »   37° (petit frisson). — Soir 37°1.

« 29   »   »   »   36°6. — Soir 37°5-36°3-37°2.

« 30	mai	Temp :	Matin	36°7	Soir	37°	
« 31	»	St-Nicolas	»	36°7	»	37°	
« 1er	juin		»	37°	»	37°2	
« 2	»		»	36°7	»	37°2	
« 3	»		»	36°9	»	37°3	
« 4	»		»	36°8	»	37°	
« 5	»		»	36°4	»	37°3	
« 6	»		»	36°8	»	37°4	Légère hémoptysie.

Voici une lettre de mon confrère le Dr Giat... datée du 1er juin :

. . . .

« Ma santé se rétablit de jour en jour : je me sens assez fort.
« La toux a presque disparu, à peine si je tousse le matin en cra-
« chant deux ou trois fois. Je peux maintenant gravir des monta-
« gnes sans me fatiguer et sans tousser. Je tiens de longues con-
« versations qui me fatiguent bien un peu, mais que la toux n'in-
« terrompt plus. Je dors très bien et, à part quelques sueurs insi-
« gnifiantes que je mets sur le compte des chaleurs, mon sommeil
« n'est pas troublé.

« Ma température varie toujours de la même façon. Pourquoi ?...
« Dans l'après-midi elle s'élève de quelques dixièmes 2 ou 3 heu-
« res, puis redescend... »

« En juillet 1890, je reçois une lettre de M. G... P... me disant
« que son cousin le Dr Giat... **se porte très bien.** »

En août j'apprends par M. P... P... que le Dr Giat... est en
bonne santé et qu'il a veillé sa mère malade, pendant 3 nuits sans
tousser, ni cracher.

Au mois d'octobre, je reçois encore de ses nouvelles par le docteur en droit M. Per... Al... Le Dr Giat... passe ses nuits à la
chambre d'élection des députés.

Le 5 novembre. — Mon malade se porte bien et peut reprendre
l'exercice de la médecine. On m'apprend même que pendant les
mois qui précédèrent les élections des députés, il a passé jours
et nuits en démarches incessantes pour aider l'élection d'un de
ses amis, sans prendre aucune précaution pour sa santé.

Sachant que ce département est un des plus montagneux de la
Grèce, et le voyant dépenser ses forces en voyages fatigants, je
crus de mon devoir de lui représenter qu'il n'était pas encore sûr
de la guérison et qu'il devait se ménager quelques mois encore.
Je ne reçus aucune réponse.

Janvier 1891. — Le Dr Giat... vient-on de m'apprendre, a été
à Athènes quelque temps pour se soumettre à l'action de la **tu-
berculine.**

Le Dr Deligianès d'abord, puis le Dr Makas ensuite, malgré l'en-

têtement du malade et sur la prière de ses amis, ont refusé de lui
faire les injections. Il cherchait partout à se procurer la tubercu-
line. A-t-il pu en trouver ? C'est probable, étant donnée la facilité
de la chose à cette époque, même à Athènes.

Lui a-t-on fait des injections ?

S'en est-il fait lui-même ?

Je n'ai rien pu savoir.

A son retour dans son pays, il a trouvé ma lettre, mais n'a pas
osé y répondre, et pour cause, probablement.

Mai 1891. — J'apprends par les journaux **la mort** de mon ami
et confrère le Dr Giat... On n'a pas su me dire à quelle affection
il a succombé.

14e OBSERVATION.

Le jeune Pan... (K.), de Calamata, âgé de 17 ans. **Guérison**.

Trois de ses sœurs et un de ses frères sont morts, sans qu'il
m'ait été possible de savoir de quelle maladie, le premier à 2 ans,
le second à 4 ans, le troisième à 5 ans, et le quatrième à 6 ans.

Deux autres vivent, qui me paraissent cachectiques.

Le jeune Pan... toussait depuis un an et demi et avait de la fièvre de temps en temps. Il tombe malade le 11 février 1891 et doit
garder le lit. Il tousse, a de la fièvre, et, le matin, des sueurs, ses
forces diminuent. On appelle les docteurs A.... et K...., qui, outre
le traitement ordinaire, font appliquer deux vésicatoires sur les
sommets des deux poumons, en avant. Ils continuent de le traiter
jusqu'au 2 mars, sans obtenir d'amélioration.

Le 1er mars au soir, je suis appelé en consultation auprès du malade. Les parents me racontent qu'il a des sueurs le matin, des
frissons tous les jours vers une heure de l'après-midi et qu'il
tousse beaucoup.

Je le trouve faible, pâle, en état de dyspnée ; il tousse en effet
beaucoup.

Température : 39°.

A la percussion, je constate de la sub-matité au sommet du poumon droit, en avant et en arrière.

A l'auscultation, je trouve des râles humides et quelques craquements au sommet du même poumon, et même dans toute son
étendue, ainsi qu'au sommet du poumon gauche. J'entends de plus
des râles humides et crépitants disséminés.

Je le soumets au traitement tonique, antipyrétique et épispastique
pendant quatre jours sans obtenir la moindre amélioration.

4 mai. — Je prescris les inhalations de sulfure de carbone.

6 mai. — Température 37°8.

Mon malade a bon appétit et se trouve ranimé.

8 mai. — Soir sans fièvre. Les signes physiques sont peu accusés.

10 mai. — Pas de fièvre.

16 mai. — Mon malade se porte tout à fait bien.

29 juillet. — En l'examinant de nouveau, je ne trouve plus rien d'anormal, ni à la percussion, ni à l'auscultation.

15ᵉ Observation.

Tuberculose pulmonaire pleurétique. Guérison. Récidive. Pyothorax. Opération. Amélioration.

Le jeune El.... P..., de Calamata, âgé de 12 ans.

Août 1888. — On m'appelle en consultation, je trouve le malade dans un accès de fièvre intermittente.

Après guérison de cette fièvre, j'examine le malade et je trouve :

A la percussion de la submatité au sommet du poumon droit en avant et en arrière.

A l'auscultation, des râles humides, et la respiration rude.

Le jeune malade est faible et pâle, il tousse et expectore ; je lui donne un traitement tonique et prescris des badigeonnages de teinture d'iode.

Il suit ce traitement pendant un mois, sans aucune amélioration.

Je le fais emmener à la campagne et au bord de la mer.

Je le revois en juillet 1889. Il est très faible ; sa tête est enclavée entre ses épaules

A la percussion, matité dans la moitié supérieure du poumon droit.

A l'auscultation, j'entends un souffle au sommet du même poumon, en avant et en arrière.

Murmure respiratoire rude dans l'autre moitié, et au sommet du poumon gauche.

Il continue encore le même traitement pendant un mois, sans constater d'amélioration.

Je prescris alors les inhalations de sulfure de carbone qui sont faites régulièrement pendant quelques mois.

20 mars 1890. — Le père me dit que son fils se porte beaucoup mieux. Je trouve en effet mon malade très amélioré. Il tousse une ou deux fois dans la nuit.

A la percussion : la matité subsiste.

A l'auscultation : le souffle énorme est remplacé par une respiration bronchique.

Je n'observe aucun autre signe pathologique.

Au mois de septembre 1889, il pesait 23 kilos ; il en pèse aujourd'hui 31.

20 mai 1890. — La matité subsiste. Le malade va bien.

J'examine de nouveau mon jeune malade en janvier 1891 ; je diagnostiquai un pyothorax siégeant au sommet du thorax à droite et en avant.

Je fais l'opération : lavages antiseptiques, drainages.

Après 15 jours, inhalations de sulfure de carbone.

Je sens la vapeur de sulfure de carbone sortir par l'ouverture.

Juillet 1891. — Grande amélioration.

Août 1891. — Le malade va de mieux en mieux.

16ᵉ OBSERVATION.

Mlle A... M..., de Calamata, 17 ans. **Guérison.**

Bien réglée depuis l'âge de 12 ans, la malade n'a pas vu ses règles depuis 6 mois.

11 février 1890. — La jeune fille contracta, il y a quelques années, une congestion pulmonaire ; depuis cette époque elle toussait de temps en temps. Depuis le 14 octobre 1889, elle a des frissons tous les après-midi ; puis elle a eu de la fièvre et pendant la nuit des sueurs abondantes. Elle tousse davantage, elle crache et perd ses forces, elle est toujours triste.

Son médecin, le docteur Phelometor, lui a prescrit des vésicatoires, en outre du traitement ordinaire.

Etat actuel. — Elle est pâle, maigre, elle a des chairs molles, une petite dyspnée, du frisson dans l'après-midi, de la fièvre, des sueurs nocturnes.

A la percussion : sub-matité au sommet du poumon droit, en avant et en arrière.

A l'auscultation : râles humides et craquements dans la région sous-claviculaire. Râles crépitants et respiration faible dans les régions sus et sous-épineuses du même côté.

Pendant 2 jours, usage des antipyrétiques, toniques et expectorants, sans aucun résultat.

20 février. — Usage du sulfure de carbone, combiné au phosphaté de chaux.

26 février. — Soir. Température 37°5.

La malade me dit qu'elle n'a eu depuis 4 jours ni frissons, ni fièvre.

Grande amélioration constatée par la percussion et l'auscultation. Les règles sont survenues.

6 mars. — La malade se porte bien.

9 mars. — Tous les signes pathologiques ont disparu. La jeune fille part bien portante pour son pays natal.

— 23 —

Le docteur Phelometor, qui l'avait envoyée à Calamata après
l'avoir traitée longtemps, et qui la considérait comme ayant une
maladie incurable, m'écrit, le 12 avril 1890, les lignes suivantes,
au sujet de cette même malade:

« Mon cher Ami,

« Je crois nécessaire de vous avertir que Mlle M..., que je vous
« avais envoyée il y a deux mois environ, et que vous avez soumise
« aux inhalations de sulfure de carbone, a complètement recouvré
« ses forces ; elle se livre maintenant, sans aucune difficulté, à
« tous les travaux de sa condition.

« J'étais de passage à son pays il y a deux jours, et comme on
« m'assurait qu'elle se portait très bien, j'ai voulu l'examiner pour
« m'en convaincre par moi-même.

« Vraiment, son aspect m'a paru excellent dès l'abord. Elle a
« engraissé, sa mine est superbe, elle n'a plus de fièvre, ni de
« sueurs nocturnes, elle ne tousse pas du tout. Elle mange, boit et
« travaille comme tout le monde.

« Je l'ai auscultée et percutée avec la plus grande attention sans
« découvrir le moindre signe pathologique.

« Veuillez, agréer, etc., etc. ».

Le même confrère, à mon départ de Grèce, m'a affirmé qu'il a
pu obtenir par le même procédé la guérison de quelques malades.

Mais il n'a pu me fournir, faute de temps, les observations
exactes.

17e OBSERVATION.

M. Pan... M..., de Messène (Grèce), 47 ans. **Mort.**

M. Pan... M..., 47 ans, cultivateur, marié, avait eu 7 enfants,
dont l'un est mort d'une méningite et un autre d'une maladie du
tube digestif. Il est, me dit-on, malade depuis plus d'un mois. Sa
femme avait 4 frères, tous morts.

Le malade a contracté, il y a deux ans, une congestion pulmonaire, et depuis 6 mois il tousse et crache beaucoup. Deux ou trois
fois par jour il a des frissons. Sueurs, inappétence ; il a craché
du sang.

10 janvier 1890.— Le malade est pâle, maigre ; il a de la dyspnée
qui s'exaspère par la marche.

A la percussion, matité dans la moitié supérieure du poumon
droit en avant et en arrière.

A l'auscultation, souffle au sommet et autour de ce souffle, râles
humides et craquements sur toute la région où je trouve de la matité.

Dans le reste du poumon, la respiration est faible et rude.

Inhalations de sulfure de carbone.

16 janvier. — Mêmes signes à l'auscultation et à la percussion. Faiblesse.

Un ou deux frissons dans les 24 heures.

L'appétit est meilleur.

23 janvier. — Plus de frissons. La toux diminue.

27 janvier. — Un petit frisson aujourd'hui dans l'après-midi, le temps est humide.

La toux diminue. Petite amélioration constatée à l'auscultation.

8 février. — Pas de frissons. Les sueurs nocturnes ont diminué, ainsi que la toux et les crachats.

15 février. — Pas de frissons, ni de fièvre. Le malade commence à reprendre un peu d'embonpoint.

25 février. — A la percussion, la matité subsiste.

A l'auscultation, pas de craquements, les râles humides sont moins faciles à percevoir.

3 mars. — Bon appétit ; l'amélioration s'accentue.

11, 17, 18 mars. — Mieux progressif.

25 mars. — Progrès de plus en plus sensibles.

15, 28 avril. — La matité existe toujours.

La respiration est devenue bronchique en avant et en arrière dans la moitié supérieure du poumon droit ; elle est faible et rude en bas.

Je peux croire à une cicatrisation. Plus de frissons, de fièvre, ni de sueurs nocturnes.

Les crachats deviennent blanchâtres.

Juillet. — Le malade va bien. Les signes locaux sont les mêmes.

Août 1890. — Il est engraissé. La pâleur a disparu, la mine est bonne, la marche moins pénible. Mais il existe une petite toux opiniâtre.

La matité subsiste toujours.

A l'auscultation, respiration tubaire.

Je crois le poumon droit cicatrisé.

Le malade respire avec le poumon gauche seulement.

Janvier 1891. — Jusqu'à ce jour il n'y avait eu ni frissons ni sueurs.

Le malade toussait et crachait un peu, mais ne se portait pas mal. Il continuait les inhalations, mais non régulièrement.

L'épidémie d'influenza amène une rechute.

Je fais prendre les inhalations pendant quelque temps avec sévérité. Cependant, je fais part de mes craintes à la famille, et je cesse les inhalations de sulfure de carbone, laissant le malade au traitement tonique.

La mort arrive après un mois et demi.
Il m'a été impossible de faire l'autopsie.

18e Observation.

M. L. K., de Messène (Grèce), âgé de 25 ans, marié. **Guérison.**
De ses deux frères, l'un est mort à 25 ans d'une affection chronique des poumons et de diarrhée ; l'autre est bien portant.
M. L. K. tousse et crache depuis 10 mois ; il a des sueurs nocturnes.
Sa force musculaire, très grande auparavant, s'en est allée peu à peu.
14 octobre 1890. — Le malade est pâle, maigre ; les chairs sont molles.
A la percussion, submatité au sommet du poumon gauche, en avant et en arrière.
A l'auscultation, respiration rude surtout au poumon gauche, et quelques râles crépitants au sommet. Je prescris les inhalations de sulfure.
19 octobre. — Je l'examine à nouveau et je ne trouve plus de râles.
Les sueurs nocturnes ont disparu.
8 janvier 1891. — Grande amélioration.
Le malade reprend de l'embonpoint.
19 janvier. — Tous les symptômes pathologiques ont disparu. Le malade ne tousse plus, ne crache plus. Il continue à engraisser.
Mars. — M. L... K... est en bonne santé.

19e Observation.

M. Constant M..., de Calamata (Grèce), âgé de 35 ans, marié. **Guérison.**
Il y a quelques années, M. Const... M... contracta une maladie des poumons et depuis cette époque il eut plusieurs hémoptysies.
Depuis un an il tousse et crache, surtout au matin. Les symptômes se sont accentués depuis deux mois et la fièvre paraît dans l'après-midi.
7 octobre 1889. — Il est pâle, maigre, ses chairs sont molles ; il tousse, ses crachats sont muco-purulents avec quelques filets de sang. Le soir, la température monte à 38°8.
A la percussion, matité au sommet du poumon droit.
A l'auscultation, râles humides et souffle léger au sommet du même poumon.

Je prescris les antipyrétiques et je lui pose un vésicatoire.

8 octobre. — Matin. Température 37°1.

Il a très mal passé la nuit dernière et je constate du sang dans les crachats.

Je le mets aux inhalations de sulfure de carbone. Le soir, temp. 38°8.

9 octobre. — Température matin, 37°. Soir 37.6.

10 octobre. — Température matin, 36°8. Soir, 37°2.

Il a bien passé la nuit.

L'appétit est revenu ; la toux a diminué, il n'y a pas de sang dans les crachats.

11 octobre. — Pas de fièvre.

12 octobre. — Pas de fièvre. Il mange de bon appétit.

13 octobre. — L'amélioration persiste.

Le souffle existe encore, mais les râles ont disparu.

La matité s'efface.

20 octobre. — Le malade se sent de mieux en mieux portant. Il tousse à peine une ou deux fois le matin. La matité s'efface de plus en plus et le souffle tend à disparaître. Je continue le traitement.

15 janvier 1890. — Submatité persistante au sommet du poumon attaqué ; la respiration est devenue bronchique.

Octobre 1891. — Je quitte la Grèce, laissant M. Const... M... en bonne santé.

20ᵉ Observation.

M. J... Œ..., prêtre de Calamata (Grèce), âgé de 54 ans, marié.

Guérison. Récidive au bout de 11 mois.

Le malade se met au traitement ordinaire. **Mort.**

Ce malade a eu un neveu et une nièce, qui sont morts tous deux de tuberculose pulmonaire.

Février 1889. — Apparition de la première hémoptysie.

Le Dr Œconomopoulos le soigne jusqu'au mois d'octobre 1889, par les antipyrétiques, les toniques et antiseptiques sans obtenir aucune amélioration.

Le malade a des frissons et de la fièvre ; il maigrit de plus en plus. Mon confrère craint de le perdre.

J'examine le malade avec le Dr Œconomopoulos et nous constatons, outre les symptômes généraux d'une phtisie galopante :

A la percussion, matité au poumon droit dans le 1/3 supérieur en avant, dans les 2/3 supérieurs en arrière, submatité aux régions sous-claviculaires, sus et sous-épineuses gauches ;

A l'auscultation, souffles au sommet et au milieu du poumon droit, râles humides dans le reste du même poumon. Respiration rude et quelques râles crépitants au sommet du poumon gauche.

Sur ma proposition, le D' Œconomopoulos prescrivit les inhalations de sulfure de carbone.

En trois semaines de temps, d'après le rapport de mon confrère, le malade dont l'état était désespéré, revient à la santé. La fièvre a disparu.

La toux, les sueurs, les crachats ont sensiblement diminué.

Janvier 1890. A la percussion, nous constatons de la submatité au poumon droit et une sonorité normale au poumon gauche.

A l'auscultation, les râles au poumon droit n'existent plus et les souffles ont fait place à une respiration bronchique.

Rien d'anormal au poumon gauche.

Mars 1890. — Le malade reprend des forces. Il peut se livrer à ses travaux. Cependant, nous lui avons interdit de célébrer la messe et d'aller le matin et le soir à l'église.

Ceux qui connaissent les églises de Grèce et surtout celles des villages, comprendront notre défense.

22 juillet 1890. — Le malade se plaint seulement de tousser un peu le matin.

5 août. — Submatité dans les 2/3 supérieurs du poumon droit, en arrière, respiration bronchique.

23 août. — Il a repris des forces et se porte bien.

Jour de Pâques. — Il tousse pendant la journée et la nuit. « La semaine dernière il a célébré la messe chaque matin et veillé chaque nuit dans l'église... »

Or, son pays est humide à ce point qu'à cette époque tous les habitants furent grippés.

M. J.... Œ... fut atteint également et voulut se guérir avec des tisanes, comme les paysans de sa contrée.

Mais au bout de 50 jours, ne voyant pas d'amélioration à son état, il vint me consulter.

Je constatai que le poumon droit était de nouveau très attaqué et je voulus le remettre aux inhalations de sulfure de carbone. Malheureusement le malade s'y refusa, m'abandonna et confia sa santé aux soins de charlatans.

Octobre 1891. — Le docteur Œconomopoulos m'écrit que M. J.... Œ..... est mort.

Février 1892. — J'apprends, par une lettre du D' Œconomopoulos, qu'une nièce de M. J.... Œ..... vient d'être guérie de la tuberculose par le traitement au sulfure de carbone.

21ᵉ Observation.

Tuberculose des deux poumons. — Guérison du poumon droit. — Amélioration du poumon gauche.

M. Pan...., R. P...., de Calamata (Grèce), âgé de 16 ans, élève au Lycée.

Février 1889. — Il a, pour la première fois, une hémoptysie qui se répète 5 fois jusqu'au mois de juillet.

Dès la première fois, il tousse, crache, a des sueurs nocturnes et perd ses forces.

Juillet 1889. — Je l'examine pour la première fois. Il est pâle et maigre.

Il a la fièvre l'après midi.

Sa température atteint 38°3 et 38°5 ;

Il a des sueurs, il tousse, ses crachats sont muco-purulents.

L'appétit est mauvais.

La marche est rendue pénible par la dyspnée. Ses jambes sont enflées.

A la percussion, matité au sommet des deux poumons, en avant et en arrière.

A l'auscultation, râles humides et quelques craquements aux deux sommets et souffle léger au sommet droit.

Je le soumets aux inhalations de sulfure, et je prescris les toniques.

1ᵉʳ septembre 1889. — Depuis 25 jours, les sueurs ont disparu, ainsi que l'œdème des jambes. La toux a sensiblement diminué, les crachats sont devenus blanchâtres.

A la percussion, la matité a abandonné le poumon droit ; elle persiste à gauche aux régions sous-claviculaire, sus et sous-épineuses.

A l'auscultation, le poumon droit est sain, à gauche, un souffle léger et quelques râles humides.

Les forces reviennent, en même temps que l'appétit.

La marche est devenue plus facile. La fièvre a cessé, bien qu'il ne puisse suivre toutes mes recommandations hygiéniques.

5 octobre. — L'état est satisfaisant.

16 octobre. — Je constate toujours de la matité aux régions sous-claviculaire, sus et sous-épineuses gauches avec le souffle léger et quelques râles humides.

Le malade souffre de l'inaction intellectuelle à laquelle je l'ai condamné ; il voudrait reprendre ses études.

11 novembre. — Mêmes symptômes pathologiques.

23 novembre. — Le malade s'ennuie beaucoup ; toutefois, l'état

général est bon. La matité persiste, mais le souffle tend à faire place à une respiration bronchique.

15 décembre.— Mêmes signes pathologiques au sommet gauche; rien d'anormal à droite.

Le malade reprend de l'embonpoint.

27 janvier 1890. — Mon malade est atteint d'influenza ; son état s'aggrave.

Je continue le même traitement en y joignant le sulfate de quinine.

14 février. — Rien au poumon droit ; à gauche, mêmes signes pathologiques qu'en octobre 1889, avec quelques craquements en plus.

Mars — Les mêmes signes pathologiques persistent.

Septembre. — Mêmes signes au poumon gauche ; du reste, le malade a abandonné depuis longtemps tout traitement, se croyant guéri.

Il a repris ses études qu'il poursuit jusqu'à la fin de l'année scolaire.

Sur ma recommandation, il fait de temps en temps quelques inhalations.

A l'époque où je quitte Calamata, je laisse ce malade présentant toujours les mêmes signes au poumon gauche, sans que l'état général ait empiré.

22ᵉ Observation.

M. Jean A...., de Messène (Grèce), âgé de 36 ans, cultivateur marié.

Guérison. — Première récidive. Guérison. — Deuxième récidive. Traitement d'un autre confrère. **Mort.**

Ce malade tousse depuis environ un an.

Le traitement ordinaire n'ayant amené aucune amélioration, il vient me consulter.

Depuis deux mois, il tousse et crache davantage ; il a des sueurs nocturnes ; l'appétit est nul ; un quart d'heure de marche le fatigue.

Je l'examine et le trouve pâle et maigre, sa respiration est courte et fréquente, la fièvre paraît dans l'après-midi.

A la percussion : submatité aux trois-quarts supérieurs du poumon gauche en avant et en arrière.

A l'auscultation : râles humides et quelques craquements au sommet du même poumon.

Je prescris les expectorants et antiseptiques et le sulfate de quinine pour le matin.

25 août. — Même état, inhalations de sulfure de carbone, pointes de feu.

2 septembre. — Bon appétit, les sueurs nocturnes sont bien moins abondantes.

Température : Soir, 38°4.

3 septembre. — Le matin pas de fièvre. Le soir température 38°2.

4 septembre. — Température : Matin, 37°. — Soir, 38°.

5 septembre. — Température : Matin, 37°1. — Soir, 37°9.

Les sueurs nocturnes reparaissent.

6 septembre. — Température : Soir, 38°2.

7 septembre. — Pas de fièvre.

15 septembre. — Il va mieux.

24 septembre. — Peu de sueurs nocturnes, il tousse et crache moins.

Grande amélioration des signes pathologiques.

4 octobre. — Il reprend son embonpoint.

Il se trouve satisfait du résultat obtenu.

7 octobre. — Il va bien, il se plaint seulement de quelques étourdissements.

13 octobre. — A la percussion, légère submatité aux régions sous-claviculaire et sus-épineuse gauches.

A l'auscultation, respiration rude et quelques râles humides ; le matin il tousse un peu.

Pas de fièvre, ni de sueurs nocturnes.

Il reprend du corps.

21 octobre. — Le malade est en bonne voie de guérison.

27 octobre. — Il ne se plaint plus que de quelques étourdissements.

La percussion et l'auscultation ne me fournissent plus de signes pathologiques.

4 novembre. — Tous les symptômes pathologiques ont disparu et M. Jean A..., se porte bien.

Février 1890. — Récidive. Vers la fin de janvier, sa femme enceinte, se trouvant prise par les douleurs, il marcha la nuit pendant une heure sous une pluie battante, à la recherche d'un docteur.

L'accouchement eut lieu, mais sa femme ne mit au monde qu'un enfant mort-né. Or, une des superstitions les plus répandues, parmi les paysans de ces contrées est que des parents ayant mis au monde un enfant mort ne peuvent gagner le paradis.

Il le crut ainsi et s'en affecta à un tel point que, son imprudence de la nuit aidant, il retomba malade, et il vint me consulter.

L'après-midi il a la fièvre précédée de frissons, il tousse et crache.

J'entends quelques râles humides au poumon attaqué. Je le soumets au même traitement que la première fois.

28 avril 1890. — Ni fièvre, ni sueurs nocturnes, respiration rude.

4 mai. — Le malade a reconquis la santé.

1er juillet. — J'apprends que M. Jean A... étant retombé malade tout à coup, s'est mis au traitement de médecins habitant un village voisin du sien.

19 juillet. — On m'apprend sa mort.

23e OBSERVATION.

M. G..., K..., de Calamata (Grèce), 20 ans, cultivateur célibataire. **Guérison.**

Son père et sa sœur sont morts d'une maladie chronique ; un de ses frères a succombé à une affection aiguë.

16 septembre 1889. — Depuis plus d'un an, M. G..., K... tousse et crache.

Il a des sueurs nocturnes, il est pâle, ses chairs sont molles.

A la percussion, submatité au sommet du poumon droit en avant et en arrière.

A l'auscultation, quelques râles humides au sommet du poumon droit ; respiration faible à gauche.

Je prescris les toniques, antipyrétiques et expectorants.

8 octobre. — Aucune amélioration.

Je le soumets aux inhalations de sulfure.

16 octobre. — Submatité à droite, respiration faible, mais pas de râles. Les sueurs nocturnes persistent, la toux a sensiblement diminué.

28 octobre. — Pas de toux, les signes pathologiques s'amendent.

29 octobre. — Il se porte bien.

6 novembre. — Tous les signes pathologiques ont disparu ; la santé est excellente.

24e OBSERVATION.

Monsieur Pan... J... P..., de Pylia (Grèce), 38 ans. **Mort.**
Antécédents héréditaires nuls.

M. Pan... P. a eu deux fistules à l'anus en 1884. Il tousse depuis quelques années ; mais sa toux s'est accentuée depuis trois mois, surtout le matin où elle est accompagnée de vomissements. Crachats muco-purulents.

Il ne peut se coucher que sur le dos, il a des étourdissements tous les jours dans l'après-midi, de la fièvre, des sueurs noctur-

nes. Les médecins qu'il a consultés lui ont prescrit des vésicatoires et des badigeonnages de teinture d'iode. Il a craché deux fois
du sang.

5 juillet 1890. — Le malade vient à ma consultation, il est pâle,
maigre, chairs molles, dyspnée, pouls fréquent, petite fièvre dans
l'après-midi.

A la percussion : matité dans les régions sus et sous-épineuses
et sous-claviculaire gauches.

A l'auscultation, râles humides et craquements au sommet du
poumon gauche ; dans tout l'autre poumon, respiration faible. Je
lui administre les toniques.

6 juillet. — Matin, pas de fièvre, sueurs nocturnes abondantes,
les crachats tombent immédiatement au fond de l'eau, le malade
se plaint de mal de gorge, tout son pharynx est hyperémié. Soir,
température 37°5.

7 juillet. — Température, soir 37°4.

8 juillet. — Pas de vomissements, ce matin ; la nuit a été meilleure que les précédentes, le malade a moins toussé et moins
craché. Température, soir 37°8.

9 juillet. — Température 37°. Pas de vomissements, les crachats
sont moins denses, les sueurs nocturnes moins abondantes. Température soir, 37°3.

10 juillet. — Température soir, 38°1.

11 juillet. — Température soir, 37°3. Les crachats ne tombent
pas au fond du vase, la toux et les sueurs sont moins fortes.

12 juillet. — Température matin 36°9, soir, 37°2. Le malade se
sent beaucoup mieux, la matité subsiste.

A l'auscultation, la respiration est rude et on entend quelques
râles disséminés.

Le malade part pour son pays.

24 juillet. — Je retrouve mon malade un peu engraissé avec une
bonne mine, presque pas de dyspnée ; il peut maintenant se coucher sur les côtés. Il ne tousse qu'un peu le matin ; ses crachats
sont blancs et ne tombent pas au fond de l'eau ; pas de sueurs
nocturnes ; il mange, boit et marche bien. Température, soir
37°2.

A la percussion : Submatité de la région sous-claviculaire
gauche.

A l'auscultation : Respiration rude et bronchique au sommet du
poumon attaqué.

7 août. — Je reçois de mon confrère Lempessis la lettre suivante :

« Cher Confrère,

« J'ai été appelé en consultation il y a 4 jours auprès de votre

« malade M. Pan... P... dont la maladie chronique avait été soi-
« gnée d'après votre procédé. J'ai moi-même scrupuleusement suivi
« ce procédé, mais le malade contracta une **dysenterie** et quand
« je l'ai vu je l'ai trouvé avec une diarrhée sanguinolente et du té-
« nesme.

« Je lui administrai les médicaments indiqués contre cette ma-
« ladie et aujourd'hui ses selles ne sont plus sanguinolentes. Il
« est très affaibli et je crains une récidive du côté des poumons.
« Je crois que cette nouvelle maladie n'est pas de même nature que
« sa maladie chronique parce que nous avons ici actuellement une
« épidémie **dysentérique...** »

J'ai appris, le 30 juillet, que M. Pan... P..., à l'occasion d'une
fête, a fait quelques excès de table. La diarrhée a commencé le
lendemain.

17 août. — Il vient à Calamata ; il est pâle, faible et maigre, la
diarrhée continue. Il tousse ; ses crachats sont opaques et denses.
Le poumon gauche est revenu au même point que la première
fois.

Température : matin 37°8, soir 38°. — 18 août. Température : matin 37°3, soir 38°2. — 19 août. Température : matin 37°2, soir 37°5.
Il est allé deux fois à la garde-robe.

20 août. Température : matin 37°1, soir 37°8. — 21 août. Température : matin 37°, soir 37°3. Les crachats sont moins denses.

22 août. Température : matin 38°. — 23 août. Température : matin 37°4, soir 37°6.

Il fait froid, le malade est logé dans de mauvaises conditions.

24 août. Température : soir 37°2.

A la percussion, matité dans les régions sous-claviculaire et sus-
épineuse gauche.

A l'auscultation, le râle persiste seulement dans la région sous-
claviculaire. Respiration rude. Trois fois à la garde-robe.

25 août. Température : matin 37°2, soir 36°8. — 26 août. Température, matin 37°3, soir 37°4.

Deux fois à la garde-robe.

27 août. Température, matin 37°4. — Soir 37°3.

Du côté des poumons, rien de particulier. Symptômes graves du
côté du tube digestif.

La famille me demande mon avis sur les chances de guérison.
Mon pronostic étant très réservé, on emmène le malade qui abandonne le traitement.

Novembre. — J'apprends que mon malade vient de mourir.

25e Observation.

Mlle Alp.... F...,de Messène, 12 ans. — **Guérison.**

Elle avait 4 frères. Le premier est mort en bas âge d'une diarrhée qui a duré 15 jours.

Le deuxième est mort à 6 ans ; il avait une diarrhée, de la fièvre dans l'après-midi, jusqu'à minuit.

Les médecins lui avaient ordonné des vésicatoires sur la face postérieure du thorax. Il a succombé après trois mois de maladie.

Le troisième, 3 ans, avait aussi de la diarrhée depuis le commencement de sa dernière maladie. Survient de la fièvre qui se manifeste dans l'après-midi et dure jusqu'au matin. Vésicatoire appliqué dans le dos. Mort au bout d'un mois.

Le quatrième, âgé de 9 ans, avait eu la coqueluche depuis un an. Il toussait et crachait un peu. Tombe malade le 15 août 1889 et meurt le 8 novembre.

Ma malade a eu la coqueluche il y a un an. Depuis, elle a toussé un peu jusqu'au 19 novembre 1889 où survinrent des frissons et de la fièvre, tandis que la toux devenait plus fréquente.

28 octobre. — On l'amène à ma consultation.

Elle est pâle, maigre, dyspnéique. Elle tousse, crache, ses crachats sont muco-purulents. — Pouls fréquents.

Température, soir 39°4. A la percussion, submatité sur toute la région dorsale du poumon gauche. A l'auscultation, râles humides et quelques râles crépitants au milieu et en arrière.

Quelques craquements sur les régions sus et sous-épineuses gauches. Murmure respiratoire très faible en avant.

Je prescris les expectorants, les antiseptiques et des badigeonnages de teinture d'iode.

22 octobre. — Température : matin 38° 5 ; soir 39° 6. La nuit dernière, sueurs abondantes.

23 octobre. — Température : matin 38°2 ; soir 37° 3. Nuit très agitée. Toux, crachats, sueurs.

24 octobre. — Température : matin 37°9 ; soir 39 °6. **Inhalations de sulfure de carbone.**

25 octobre. — Température : matin 38° ; soir 39°.

26 octobre. — Température : matin 38°3 ; soir 38°6.

27 octobre. — Température : matin 38°5 ; amélioration ; soir 38°6.

29 octobre. — Température : matin 37°3 ; soir 37°7.

30 octobre. — Température : matin 37° ; soir 37°3.

31 octobre. — Température : matin 37° ; soir 37°.

La malade tousse un peu. Elle crache moins et ses crachats sont blanchâtres. Plus de sueurs nocturnes. Bon appétit.

A la percussion et à l'auscultation, tous les signes pathologiques sont tempérés.

La malade repart pour son pays.

6 novembre. — Le père me dit que sa jeune fille se porte bien. Elle ne tousse plus du tout, ne crache plus, n'a pas de fièvre.

Je conseille la continuation du sulfure de carbone.

Décembre. — Je revois ma malade très bien portante. Je ne trouve plus rien, ni à la percussion ni à l'auscultation.

26ᵉ Observation.

M. S... Ch..., de Calamata (Grèce), âgé de 21 ans. Employé. — **Guérison. — Récidive. — Amélioration.**

Le frère de M. S.... Ch... est mort phtisique.

En 1888 le malade éprouvait une douleur à l'omoplate gauche.

Février 1890. — Hémoptysie légère. Il tousse, il crache. Sueurs nocturnes. Le malade ne peut se coucher sur le côté gauche.

Mai. — Hémoptysie plus sérieuse que la première.

19 juillet 1890. — J'examine le malade et je constate qu'il a de l'aphonie, de la diarrhée ; qu'il tousse et crache.

A la percussion, matité aux régions sus et sous-épineuse gauches.

A l'auscultation, râles humides et quelques craquements aux mêmes régions ; respiration faible en avant et en arrière dans tout l'autre poumon.

La toux est souvent suivie de vomissements. Les crachats tombent au fond de l'eau.

Pendant longtemps ce malade avait été soigné par d'autres confrères sans aucun succès.

Je prescris immédiatement les inhalations au sulfure de carbone.

20 juillet. — Température : soir 37°4.

21 juillet. — Température : matin 36°6. Sueurs nocturnes et vomissements ; soir 37°2.

22 juillet. — Température : soir 37°. Pour la première fois depuis sa première hémoptysie, le malade a pu dormir sur le côté gauche. Il a peu toussé et craché. Le malade se trouve si bien portant qu'il se croit guéri.

23 juillet. — Température : soir 37°. Pas de vomissements. A l'auscultation, je n'entends pas de craquements.

24 juillet. — Température : matin 37°2.

25 juillet. — Température : matin 36°9 ; soir 37°1.

26 juillet. — Température : soir 37°. Il ne tousse plus, ni ne crache.

A la percussion : submatité.

A l'auscultation : respiration rude.

Pas d'autres signes pathologiques.

27 juillet. — Température : soir 37°8. Pas de toux,ni de crachats. La submatité et la respiration rude persistent.

28 juillet. — Température : soir 37°8. Je donne le sulfate de quinine.

29 juillet. — Température : soir 37°.

30 juillet. — Température : soir 37°3.

2 août 1890.— Température : soir 37°3. Plus de toux,de crachats, ni de vomissements. Il regagne de l'embonpoint.

4 août. — Respiration rude. Pas d'autres signes pathologiques.

17 août. — Mon malade part pour Lacédémonie.

Fin septembre. — Mon malade va à Athènes consulter le professeur.... On lui dit que j'ai eu tort de le soumettre aux inhalations de sulfure de carbone sur l'indication de vomissements.

Si le professeur avait examiné mon malade en juillet, il aurait certainement reconnu la nature exacte de l'affection.

Cette appréciation ne fait que me confirmer l'efficacité de mon médicament.

12 juin 1891. — Plusieurs personnes m'apprennent que M. S... Ch... se porte bien. Cependant,son beau-frère me dit que depuis quelque temps il tousse de nouveau.

16 juin.— J'examine M. S... Ch... et je constate de la matité et du souffle au sommet du poumon gauche en avant et en arrière ; des râles humides se font entendre dans toute l'étendue de l'autre poumon.

Le malade a des sueurs nocturnes,tousse et crache beaucoup. Je veux le remettre immédiatement aux inhalations de sulfure, mais je ne parviens pas à le persuader de leur nécessité.

19 juin. — Le malade cède enfin à mes observations et se remet au sulfure de carbone.

20 juin. — Température : soir 37°2.

21 juin. — Température : soir 37°3.

22 juin. — Température : soir 37°. Le malade tousse moins. Il a pu, la nuit dernière, se coucher sur son côté gauche, ce qu'il ne pouvait faire avant la reprise des inhalations.

23 juin. — Température : soir 36°8.

24 juin. — Température : soir 36°8.

25 juin. — Température : soir 36°7.

26 juin. — Température : soir 36°8.

27 juin. — Température : soir 37°. Pas de sueurs nocturnes grande amélioration.

28 juin. — Température : soir 36°9.

29 juin. — Température : soir 36°8.

30 juin. — Température : soir 36°9. Le malade tousse et crache beaucoup moins. Les sueurs nocturnes ont disparu. L'améliora-- tion fait des progrès. M. S.... Ch.... part pour son pays natal.
Septembre 1891. — Son beau-frère m'apprend que mon malade se porte bien.

27e Observation.

Mlle Jul... D..., de Pylos (Grèce), âgée de 16 ans. — **Guérison**. Son père et ses trois oncles sont morts tuberculeux.

19 mars 1890. — Je suis appelé auprès de la jeune fille. On me raconte que depuis quelques temps elle tousse, crache et perd ses forces, que le Dr Volanopoulos l'a traitée par des inhalations, probablement de benzoate de soude, sans aucun succès.

Etat actuel. — La jeune malade est pâle, légèrement faible.
A la percussion : Submatité aux régions sus épineuse et sous-claviculaire droites.
A l'auscultation : râles humides au sommet du poumon droit.
Je prescris les expectorants et les badigeonnages de teinture d'iode.
20 mars. — Inhalations de sulfure de carbone.
27 mars. — La malade n'a pas de sueurs nocturnes. Elle tousse seulement un peu le matin. A l'auscultation, murmure respiratoire rude.
5 avril. — La malade ne se plaint de rien. Plus de signes pathologiques.
Août 1891. — Mlle Jul...D...est en bonne santé.

28e Observation.

M. N... Sp..., de Calamata (Grèce), âgé de 30 ans.
Pendant longtemps inhalations de sulfure de carbone.
Pas d'amélioration. Suppression des inhalations.
1882. — M. N... contracte une affection de poitrine et est pris d'hémoptysie. Il se rétablit.
Mars 1889. — Deuxième affection de poitrine. Crachements de sang à deux reprises différentes jusqu'en juillet 1889.
Le malade se livre à l'onanisme. Etat du malade en juillet 1889.
— Il est maigre et pâle. Fièvre dans l'après-midi, sueurs la nuit.
Ses chairs sont molles. Dyspnée accusée. Il tousse et crache beaucoup. Il ne peut se coucher sur les côtés. Tantôt il est constipé, tantôt au contraire il a un peu de diarrhée. Le matin le pouls donne de 115 à 120. Les 1er, 2e, 3e côtes gauches restent immobiles à l'inspiration comme à l'expiration.
A la percussion, matité dans la moitié supérieure du poumon

gauche en avant et en arrière, submatité au sommet du poumon droit, matité au milieu du poumon droit en arrière.

A l'auscultation, souffle au sommet du poumon gauche, en avant et en arrière, râles humides dans le reste du poumon gauche et dans les 2/3 inférieurs du poumon droit, le 1/3 supérieur donnant une respiration rude.

8 juillet. — Hémoptysie.

9 juillet. — Hemoptysie.

20 juillet. — Légère amélioration générale.

3 septembre. — Ni fièvre, ni sueurs nocturnes. Les signes pathologiques restent les mêmes.

11 novembre. — J'apprends que M. N... Sp... va mieux.

20 novembre. — Les signes pathologiques n'ont pas sensiblement varié.

24 mai 1890. — Ni fièvre, ni sueurs nocturnes. A la percussion, et à l'auscultation, je constate le bon état de la partie inférieure du poumon gauche et de la partie supérieure du poumon droit.

Janvier 1891. — N'ayant pas confiance dans la guérison de mon malade, et voyant les parents dans la gêne, je supprime les inhalations pour ne pas les entraîner à des dépenses que je considère comme inutiles.

Juillet. — Fièvre l'après-midi précédée de frisson. Sueurs noctunes.

30 août. — M. N... Sp... vit encore.

29e Observation.

M. N... S... de Pylos (Grèce), âgé de 37 ans, cultivateur, marié. **Amélioration très sensible. Influenza** (d'après ses parents). **Mort.**

9 octobre 1889. — Depuis deux ans, M. N. S, tousse et crache. Il a eu plusieurs hémoptysies ces derniers temps, environ deux mois ; la toux a beaucoup augmenté.

Le malade a des sueurs nocturnes et se sent très fatigué l'après-midi.

A la percussion, matité dans les 2/3 supérieurs du poumon gauche.

A l'auscultation, râles humides et quelques craquements.

Je prescris les inhalations de sulfure de carbone.

23 décembre 1889. — Amélioration.

19 janvier 1890. — Le malade tousse et crache peu. Il n'a pas de sueurs nocturnes et ne se sent plus fatigué l'après-midi. Il commence à prendre de l'embonpoint.

A la percussion et à l'auscultation, je trouve une grande amélioration au poumon attaqué.

29 mai 1891. — Les parents du malade m'écrivent que M. N...
S... se portait bien et se livrait à ses occupations, sans se plain-
dre d'aucun malaise, lorsqu'il y a un mois, il fut atteint, d'après le
diagnostic de son docteur, par l'influenza et mourut en quelques
jours de temps.

30e Observation.

Mlle P... Pan...,de Calamata (Grèce), âgée de 13 ans. Non réglée
Mort. Nécropsie avec l'aide du D^r Œconomopoulos.

La mère de Mlle P... Pan... est morte d'une maladie chronique
des poumons, son père d'une maladie aiguë.

12 février 1890. — Depuis un an cette jeune fille tousse et a de
temps en temps de la fièvre. Dans l'après-midi, il lui prend maintenant un ou deux frissons suivis de fièvre. Elle a des sueurs nocturnes, elle tousse et crache beaucoup. Elle ne peut pas se coucher sur le côté gauche. L'appétit fait totalement défaut.

A la percussion, matité dans les 3/4 supérieurs du poumon gauche.

A l'auscultation, râles humides, craquements et deux souffles à la
même région ; râles humides dans le 1/4 inférieur du poumon
gauche et tout le poumon droit.

13 février. — Frisson, fièvre.

14 février. — Je lui fais avaler 4 gouttes de sulfure de carbone,
Frisson, fièvre, diarrhée.

15 février. — Frisson moins violent, fièvre.

16 février. — La nuit dernière a été meilleure ; la malade a un
peu d'appétit.

Pas de frisson dans la journée, 2 garde-robes.

17 février. — Petit frisson, fièvre. Elle a très mal passé la nuit
dernière. Inappétence, 3 garde-robes.

A 7 heures, la malade a les pieds glacés, le temps est devenu
brusquement humide.

18 février. — Matinée sans fièvre. A 9 heures du soir, elle a le
frisson, 3 garde-robes.

20 février. — Pas de frisson.

21 février. — Diarrhée le matin. Peu de crachats, il fait beau
temps.

22 février. — La toux et les crachats ont diminué, elle ressent
une douleur à la région épigastrique.

24 février. — Frisson. La malade avait mangé des pommes et
des poires et bu deux tasses de café noir.

26 février. — Frisson.

28 février. — Petit frisson. La malade a suspendu les inhalations
depuis le 26.

1er mars. — Pas de frisson.

2 mars, — La malade se plaint de son manque d'appétit.

3 mars. — Fièvre, température : 38°4. Temps humide.

4 mars. — Fièvre, température : 35°.

5 mars. — Fièvre, température : 38°. Je n'entends plus de râles humides dans le poumon gauche.

10 mars. — Fièvre. Température : 39°. La malade a eu un frisson violent à 1 heure de l'après-midi.

11 mars. — Fièvre. Température : 38°8. A une heure frisson moins violent que la veille. Mlle P... Pan... se plaint de douleurs de ventre.

12 mars. — Pas de frisson.

16 mars. — Les selles sont sanguinolentes. Le ventre est ballonné et douloureux à la pression ; il y a tympanisme. La malade tousse et crache beaucoup moins que les jours précédents.

17 mars. — Diarrhée sanguinolente.

18, 19 et 20 mars. — La diarrhée diminue.

4 avril. — Diarrhée, les selles sont sanguinolentes. Léger épistaxis, sans coryza antérieur ; sa muqueuse nasale sécrète en abondance un liquide blanc jaunâtre fétide ; elle se plaint d'étourdissements.

Je vis que j'avais affaire à une tuberculose généralisée, et me sachant dans l'impuissance d'enrayer la marche de la maladie, je supprimai tout traitement.

27 avril. — Mlle P... Pan... est morte.

Nécropsie : Le docteur Œconomopoulos et moi ouvrons la cage thoracique.

Poumon droit. — Deux cavernes au centre du sommet. Les parois sont dures et épaisses. Tubercules de la grandeur d'un petit pois à un pois à cautère, disséminés dans le reste du poumon.

A la partie inférieure les tubercules sont en voie de ramollissement ; dans les autres régions ils sont durs et crient sous le bistouri.

La section de ce poumon donne une surface, rouge, congestionnée.

Poumon gauche. — Au sommet le parenchyme pulmonaire a perdu par place son aspect ordinaire et s'est épaissi.

A la section, ce parenchyme crie sous le bistouri et présente une surface rouge semblable à une large et profonde cicatrisation. Le reste du poumon est envahi par des tubercules à l'état de crudité ; un de ces tubercules, cependant, est en pleine voie de ramollissement. La partie inférieure et en arrière de ce poumon est saine.

Cœur. — 12 grammes d'un liquide jaunâtre sont recueillis dans le péricarde. Le muscle cardiaque est atrophié.

Nous ouvrons l'abdomen. Ascite. **Foie** hypertrophié.

Rein droit hypertrophié.

Estomac et **intestins** atrophiés.

Gros intestin. — Nombreuses ulcérations tuberculeuses.

Péritoine. — Aspect rougeâtre, tubercules disséminés.

Le docteur Œconomopoulos et moi n'avons pu poursuivre plus loin l'autopsie, faute de temps. La famille nous pressait pour procéder à l'inhumation.

Peut-être pourra-t-on m'accuser de n'avoir pas recueilli, au cours de cette observation, tous les symptômes propres à me mettre sur la voie des lésions que pouvaient présenter d'autres organes, tels que le cœur, le foie, le cerveau, etc.

A cela, je répondrai :

Je n'avais ni le temps, ni les moyens d'investigations nécessaires pour me livrer à un examen minutieux et quotidien. Les symptômes pathologiques étaient variables et se déplaçaient fréquemment.

Mon attention se trouvait, par suite du but de mes recherches, surtout attirée sur le poumon.

Enfin je savais la malade perdue et j'ignorais de son vivant que je pourrais faire l'autopsie.

31e OBSERVATION.

Mort.

32e OBSERVATION.

M. N. An..., d'Olympie (Grèce), âgé de 18 ans.— **Amélioration.**

Le malade n'a pas continué les inhalations.

Les parents de M. N... An... sont morts. Il n'a plus qu'un frère.

19 septembre 1889. — Hémoptysie remontant à 3 mois, toux et crachats opaques, sueurs nocturnes de temps à autre.

Etat actuel. — Le malade est pâle, il tousse, crache et a une légère dyspnée.

A la percussion. — Matité au sommet du poumon gauche en avant et en arrrière.

A l'auscultation. — Râles humides et un léger souffle a la même région. — Inhalations.

23 septembre.— La toux est modérée, les crachats sont moins fréquents et tendent à devenir blanchâtres.

28 octobre.— Le malade reprend des forces. Il n'a plus de sueurs nocturnes, il tousse et crache très peu. A la percussion et à l'auscultation, je constate une grande amélioration.

Le malade repart pour son pays. Depuis ce temps je n'ai plus eu de ses nouvelles.

33e Observation.

M. Th... P..., de Messène (Grèce), âgé de 19 ans. **Amélioration.**
N'a pas continué le **traitement.**

A 14 ans M. Th... P... a fait une maladie aiguë qui suivit son
cours pendant deux mois.

A 16 ans il eut quelques petites tumeurs sur le cou et se les fit
ouvrir par des gens étrangers à la médecine, qui le soignèrent
pendant un an avant d'obtenir la cicatrisation. La santé était
bonne jusqu'au mois de février 1889, date à laquelle il contracte
une affection de poitrine et se fait soigner par bon nombre de
mes confrères jusqu'en octobre 1889 sans en obtenir d'amélioration.

17 octobre 1888. — Le malade est pâle, ses chairs sont molles.
Il a de larges cicatrices aux régions sous et sus claviculaires et
sterno-cleido-mastoïdienne. Il tousse ; crachats opaques. — Aphonie. — Dyspnée. Sueurs nocturnes.

A la percussion, matité aux régions sous-claviculaire, sus et
sous-épineuses gauches et sus-épineuse droite.

A l'auscultation, râles humides, quelques craquements et léger
souffle aux régions sous-claviculaire, sus et sous-épineuses gauches.

A la région sus-épineuse droite, respiration faible et quelques
râles. — Température ; soir, 38°5. **Inhalation.**

18 octobre.....	Température soir.	38°6
19 »	»	38°2
20 »	»	38°2
22 »	»	38°1 Les sueurs diminuent.
23 »	»	38°3
24 »	»	38°
25 »	»	38°1
27 »	»	38°2
29 »	»	37°4
31 »	»	37°4
2 novembre ..	»	37° Bon appétit.

12 novembre. — Depuis le 2 novembre la fièvre a disparu, matité aux régions sous-claviculaire sus-épineuse gauche et sus-épineuse droite.

Les râles sont moins nombreux.

24 novembre, Rien au poumon droit, même état du poumon gauche. Le malade me demande si la voix reviendra, je lui réponds
négativement.

Décembre. — Je sais que le malade vit, mais je ne l'ai pas
revu.

34ᵉ Observation.

M. Dem... T..., de Laconie (Grèce), cordonnier, marié.

Amélioration. — Changement de traitement.— Hémoptysie. Mort.

Deux de ses oncles, sa mère et une de ses sœurs sont morts de tuberculose.

14 avril 1890. — En deux mois, il a eu 3 ou 4 hémoptysies.

Il perd ses forces et il a des sueurs nocturnes.

Etat actuel.— M. Dem. T... est pâle et maigre, les chairs sont molles. Il tousse et les crachats sont muco-purulents.

A la percussion, matité aux régions sous-claviculaire sus et sous-épineuses gauches.

A l'auscultation, râles humides et quelques craquements. Inhalations.

17 Avril. — Plus de sueurs nocturnes. La toux est moins fréquente, les crachats moins nombreux.

18 avril. — Pas de sueurs nocturnes. Le malade part pour son pays.

4 juin. — M. Dem... T... va bien.

13 Août. — Il vient me voir et me raconte qu'il se portait bien, à part un peu de toux le matin ; il n'avait plus de sueurs nocturnes, plus de fièvre. Il pouvait dormir sur le côté, marcher et travailler comme tout le monde. Mais depuis quelques jours la toux l'avait pris plus fort et les crachats étaient devenus plus nombreux.

La fièvre paraissait l'après-midi.

Je l'examine et je constate de la matité, des râles humides et des craquements au sommet du poumon gauche. **Inhalations.**

14 août. Température 37°3.

15 août. Température 37°. Il y a de nouveau amélioration. Le malade part pour son pays.

J'apprends ce même jour par M. X... que mon malade s'était promis de ne pas revenir me voir, bien que je l'en avais prié : il prétextait l'état excellent de sa santé et me soupçonnait de vouloir augmenter inutilement le nombre des consultations.

Septembre 1891. — J'apprends que mon malade s'est occupé pendant dix mois de ses affaires sans que sa santé chancelât ; mais depuis deux mois il est retombé malade et ayant honte de venir me consulter il a été trouver le Dr... Après quelque temps de traitement il est survenu une hémoptysie mortelle.

35ᵉ Observation.

M. Ant. K., de Pylia (Grèce), âgé de 40 ans, cultivateur, marié. — **Guérison. — Epistaxis. Mort.**

Antécédents héréditaires nuls.

M. Ant. K... est pris de la poitrine depuis 4 ans. La toux fait son apparition et augmente peu à peu. Les docteurs consultés, outre le traitement ordinaire, lui ont mis un grand nombre de vésicatoires sans obtenir d'amélioration sensible.

Depuis 2 mois l'état du malade est plus mauvais de jour en jour. Il tousse et crache beaucoup ; il a des sueurs nocturnes ; il perd ses forces et ne peut travailler ni marcher sans être pris de dyspnée intense et sentir ses jambes faibles.

2 mars 1890 — Le malade est pâle et maigre.

A la percussion, submatité à la moitié inférieure des deux poumons en arrière.

A l'auscultation, râles humides aux mêmes régions. Respiration rude au sommet du poumon droit en avant et en arrière. Sueurs nocturnes et un peu de fièvre l'après-midi. **Inhalations.**

16 mars. — La nuit dernière, le malade a mieux dormi que les nuits précédentes.

19 mars. — Toux et crachats modérés. Sueurs nocturnes beaucoup moins abondantes.

24 avril. — Le malade reprend des forces.

Il tousse seulement un peu le matin.

Il peut marcher assez longtemps sans éprouver de dyspnée. Les crachats sont blanchâtres.

Je ne puis constater qu'une respiration faible sans autre symptôme.

24 avril 1891. — Le cousin germain du malade, M. G... K... m'écrit qu'il a continué les inhalations jusqu'au milieu du mois de mai 1890. « La santé était revenue. Il ne toussait plus. Il « avait repris son travail avec tant de vigueur qu'il abattait plus « d'ouvrage que moi.

« Tous nos parents le voyant si bien portant ne prenaient plus « de précautions comme autrefois, lorsqu'on le savait phtisique. »

« Au commencement de novembre 1890 il faisait avec sa femme « la récolte des olives. C'est ainsi que par un jour de pluie fine «-et persistante il travailla toute la journée dehors et se coucha « le soir sans changer de vêtements (ceci arrive souvent aux paysans « fatigués).

«Le lendemain on l'emmène à cheval pendant trois heures pour « aller fiancer un neveu.

«Il s'amuse depuis le samedi dans l'après-midi jusqu'au dimanche « soir tard, sans se reposer et en se grisant plusieurs fois pendant

« ce temps. Il fut pris d'épistaxis et perdit une grande quantité de
« de sang.
« Il est mort 3 ou 4 jours après ».

36e Observation.

M. H.. Ts..., de Laconie (Grèce), 24 ans, négociant, célibataire.
Amélioration. Il n'a pas continué le traitement.
Antécédents héréditaires nuls.
M. He.. Ts.. était soldat depuis deux ans, lorsqu'il fut pris de la
poitrine. Soigné par plusieurs médecins, il fut amélioré, mais non
guéri complètement. Il ne tarda pas à retomber malade et alla
de plus en plus mal jusqu'à ce jour. Toux, crachats. Sueurs nocturnes. Perte des forces, Inappétence. La marche le fatigue. Il a
des douleurs intercostales.
15 avril 1890. — Le malade est pâle et maigre.
Il se sent pris de fièvre toutes les après-midi.
Il n'a pas de frisson.
A la percussion, matité aux 3/4 supérieurs du poumon gauche.
A l'auscultation, râles humides et craquements à la même région
avec souffle dans la fosse sus-épineuse. — **Inhalations.**
16 avril. — Le malade n'est plus pris de faiblesse l'après-midi.
La fièvre a disparu. Il part pour son pays.
27 avril. — La toux et les crachats sont modérés.
Pas de sueurs nocturnes. Je constate une grande amélioration à
l'auscultation.
16 mai. — Submatité et respiration bronchique.
13 août. — Je n'ai pas revu le malade.

37e Observation.

Mme M.... Ts..., de Pylia (Grèce), 45 ans. Mariée.
Cette dame a mis au monde 6 enfants.
Deux de ces enfants seulement vivent.
Elle tousse depuis un an. La toux et les crachats ont augmenté
depuis un mois.
29 avril 1890. — Cette dame est maigre et pâle, les chairs sont
molles, elle a de la dyspnée.
A la percussion matité aux régions sus et sous-épineuses, sus
et sous-claviculaires droites.
A l'auscultation, râles humides et craquements dans les mêmes
régions.
30 avril. — Je communique mon diagnostic au mari.
Ils partent désespérés.
6 juin. — Je n'ai aucune nouvelle de Mme M. Ts.

38ᵉ Observation.

M. N... Ch..., de Calamata (Grèce), 17 ans, élève au lycée.

Guérison du poumon et d'après un renseignement du docteur Georgopoulos. **Mort**.

M. N... Ch.... est pris en juillet 1888, d'hémoptysie. A partir de ce jour le malade tousse : les crachats sont opaques, il perd ses forces peu à peu.

30 juin 1890. — Il est pâle, maigre. Légère dyspnée. Sueurs nocturnes, M. N... Ch.... ne veut pas suivre mon traitement. Il se laisse soigner par d'autres médecins jusqu'en septembre de la même année.

7 septembre. — Je le trouve plus faible qu'en juin.

A la percussion, matité au sommet du poumon droit, en avant et en arrière.

A l'auscultation, râles humides et craquements.

Les chairs sont molles, la respiration courte et fréquente ; le pouls fréquent. Crachats muco-purulents. Inappétence. Température soir 105 Fahr.

8 septembre. — Température matin 101 Fahr. Sueurs abondantes.

9 septembre. — Température matin 99°4.

10 septembre. — Température soir 103°. Diarrhée.

Je prescris quelques gouttes de sulfure de carbone à prendre à l'intérieur.

11 septembre. — Pas de diarrhée. Pas de fièvre le matin, soir 99°4.

12 septembre. — Matin, pas de fièvre. Soir 98°4.

13 septembre. — Matin, pas de fièvre. Soir 101°.

14 septembre. — Matin, pas de fièvre. Soir 101°.

15 septembre. — Matin, pas de fièvre. Soir 100°.

16 septembre. — Matin, pas de fièvre. Soir 100°.

24 septembre. — La fièvre s'allume tous les jours de 8 à 9 heures du soir ; elle quitte régulièrement le malade à minuit.

Le poumon va mieux. Le tube digestif reste toujours dans le même état.

Sur mon conseil, le malade part pour son pays et continue le même traitement sous la direction du docteur Georgopoulos.

5 octobre. — Le docteur Georgopoulos m'écrit que la fièvre prend le malade tous les jours à la même heure comme pendant les derniers jours qu'il a passés à Calamata. Au lieu de la diarrhée, on me signale la constipation.

20 octobre. — On m'apprend que depuis 15 jours on a changé le traitement.

25 octobre. — Le docteur Georgopoulos m'apprend que le

Dr Ch.... prescrivit les premiers jours l'iodoforme et la créosote. Lorsque le malade était au traitement du sulfure de carbone, la fièvre apparaissait chaque soir à 9 heures et s'en allait à minuit. Le docteur Ch..., pour couper cette fièvre, prescrivit une solution d'antipyrine dont le malade devait prendre 1 à 2 cuillerées à soupe pendant l'accès de fièvre. Celle-ci, au lieu de céder à cette médication, apparut plus forte et ne quitta plus le malade, qui est mort il y a deux jours.

Le docteur Georgopoulos n'ose avancer que le malade est mort de tuberculose pulmonaire, car il l'a examiné plusieurs fois, alors qu'il était au traitement du sulfure de carbone et il n'a constaté chaque fois qu'un peu de submatité à la percussion.

Cependant ce même docteur avait le premier examiné ce malade avant que je le soumette à mon traitement, et il avait diagnostiqué une tuberculose pulmonaire. D'autres docteurs l'examinèrent après lui et posèrent le même diagnostic.

39e OBSERVATION.

M. Ph.... M., de Calamata (Grèce), 36 ans, boucher. Marié. **Amélioration.** Traitement d'un autre médecin. **Mort.**

Antécédents héréditaires nuls.

2 septembre 1889. — M. Ph.... M.... tousse depuis deux ans.

La toux a augmenté il y a deux mois. Perte des forces ; sueurs nocturnes ; inappétence, dyspnée.

Le malade ne peut pas se coucher sur le dos.

La marche et le travail lui sont impossibles.

En peu de temps il a été pris deux fois de diarrhée.

A la percussion, matité au sommet du poumon gauche, en avant et en arrière ; submatité à la région sus-épineuse du poumon droit.

A l'auscultation, râles humides au sommet et souffle au milieu du poumon gauche. Respiration faible à droite.

3 septembre. — Inhalations de sulfure de carbone. Il se laisse traiter ainsi jusqu'au 15 octobre. A cette époque, ayant obtenu une grande amélioration, il part pour son pays.

Je le laisse ne toussant presque plus ; expectorant quelques crachats blanchâtres ; pouvant se coucher sur le dos et sur les côtés comme lorsqu'il était en bonne santé ; n'ayant plus de dyspnée, plus de sueurs nocturnes ; n'éprouvant plus une sensation de constriction de la paroi thoracique. Bref mon malade était en bonne voie de guérison.

25 octobre. — J'apprends que M. Ph... M... a été trouver le Dr Ch.... qui l'a soumis au même traitement que le malade de l'observation 38.

11 novembre. — M. Ph... M. vient de mourir.

40e Observation,

M. Const. K...., de Gordynie (Grèce), 36 ans. Marié. **Améliora-tion.** Traitement abandonné. Récidive. **Mort.**

Un des enfants de M. Const. K.... est mort de tuberculose.

M. Const. K..., avant de venir me consulter, avait déjà craché plusieurs fois le sang.

2 octobre 1889. — **Etat actuel.** Le malade est pâle et maigre. Il tousse, il crache, il a des sueurs nocturnes, il n'a pas d'appétit.

A la percussion. Matité au sommet du poumon gauche.

A l'auscultation. Râles humides, craquements et un léger souffle à la même région. **Inhalations.**

Le malade suit mon traitement très irrégulièrement jusqu'au 28 octobre.

Je constate à cette époque une légère amélioration.

Le malade part pour son pays.

Mars 1890. — On m'appelle auprès de M. Const. K... que je trouve dans un état désespéré.

Comprenant l'inutilité de mes efforts, je ne le soumis à aucun traitement.

Le malade mourut peu de temps après.

41e Observation.

M. E.... M...., de Calamata (Grèce), 23 ans, cultivateur. **Amélioration.** Traitement d'un autre confrère. **Mort.**

En juillet 1888, M. E.... M.... est atteint d'une affection de poitrine. Repris en février 1889 par le même mal, il tousse et crache et la maladie passe à l'état chronique.

Juillet 1889. — M. E.... M... vient à ma consultation. Je constate que le sommet du poumon gauche est attaqué par la tuberculose. Je prescris les antiseptiques. Après quelques jours de ce traitement il va consulter un autre docteur qui le soumet aux inhalations de benzoate de soude.

17 octobre 1889. — Le malade revient à ma consultation. Il est pâle et maigre. Il tousse fréquemment, surtout la nuit. Sueurs nocturnes ; perte des forces ; inappétence ; diarrhée à deux reprises différentes.

A la percussion : submatité aux régions sous-claviculaire gauche et premier espace intercostal ; sus et sous-épineuse gauches, et sus-épineuse droite.

A l'auscultation, râles humides et craquements au sommet du poumon gauche en avant et en arrière ; un souffle entendu à deux doigts au-dessous de la région sus-épineuse gauche ; enfin râles humides aux régions sus-épineuse et sous-claviculaire droites.

18 octobre 1889. — Inhalations de sulfure de carbone. Pointes de feu.

23 octobre. — Les sueurs nocturnes sont bien moins abondantes et ne se produisent plus qu'à la région frontale. Le malade se sent mieux. Pointes de feu.

28 octobre. — Pas de sueurs nocturnes. Le malade ne se sent plus fatigué l'après-midi. L'appétit est bon. La coloration du teint reparaît. Seul une toux sèche persiste la nuit.

A la percussion, submatité au sommet du poumon gauche seulement.

A l'auscultation, râles humides au sommet du poumon gauche en arrière ; respiration bronchique en avant ; râles humides aux régions sus-épineuse et sous-claviculaire droites. Pointes de feu.

2 novembre. — Amélioration. Submatité au sommet du poumon gauche en arrière et quelques râles humides à la même région. Pointes de feu.

13 novembre. — La submatité s'efface presque complètement. Respiration bronchique. Le malade reprend des forces. Pointes de feu.

21 novembre. — Légère matité, quelques râles disséminés et respiration bronchique. Ni sueurs nocturnes. Ni faiblesse. La toux sèche incommode beaucoup mon malade la nuit.

Cependant il ne veut pas se laisser faire de pointes de feu.

6 décembre. — Les symptômes pathologiques ont presque complètement disparu ; seule la toux persiste la nuit et mon malade s'en plaint beaucoup.

Aussi, voyant que la toux ne cède pas au traitement et craignant les pointes de feu, le malade va consulter d'autres médecins.

24 mars 1890. — M. E. M... vient de mourir.

12e Observation.

Mme N. S...., de Calamata (Grèce), 32 ans, multipare.

Guérison.

19 mai 1890. — Mme N. S... tousse depuis deux mois. Il y a 13 jours qu'elle ressent chaque après-midi un frisson suivi de fièvre. Douleur à l'omoplate gauche. Toux fréquente et crachats muco-purulents. Sueurs nocturnes. Faiblesse. La malade a craché déjà deux fois du sang.

A la percussion, légère différence de sonorité entre les points symétriques de la paroi thoracique.

A l'auscultation, râles humides dans tout le poumon gauche, crépitants, craquements.

4

Je prescris les expectorants, les toniques et les antipyrétiques.
Soir. Frisson, dyspnée, inappétence. Vésicatoire.

20 mai. — Sulfate de quinine à haute dose. Inappétence. Soir, frisson.

22 mai. — La malade perd ses forces.

25 mai. — **Inhalations de sulfure de carbone**.

28 mai. — Les signes pathologiques s'amendent.

30 mai. — La malade part pour son pays natal.

6 juin 1891. — Mme N. S.... est en bonne santé.

43e Observation.

M. Pan Dr., de Pylia (Grèce), 15 ans, étudiant. **Guérison**.

M. Pan Dr. a vu mourir deux de ses frères, l'un à l'âge de 4 ans, l'autre à l'âge de 16 ans.

6 février 1890. — M. Pan Dr. tombe malade et est soigné longtemps par le docteur Lempessis sans que son état s'améliore. Dès cette époque je compris, d'après le traitement de mon confrère, qu'il avait diagnostiqué une tuberculose du poumon droit.

A la fin du même mois, le malade consulte le Dr Al... ; de Calamata, qui conseille aux parents d'emmener leur enfant chez eux.

Au commencement de mars on m'appelle au chevet du malade. Je le trouve dans un état désespéré et, au premier abord, je renonce, comme mon confrère le Dr Al..., à tout traitement. Cependant le Dr Œconomopoulos, appelé en consultation, et moi, nous décidons de soumettre le malade aux **inhalations de sulfure**. Le traitement est poursuivi durant 50 jours, et le malade, qui était dans un état désespéré, recouvre la santé.

4 juin 1891. — Je ne puis reconnaître mon ancien malade. M. Pan Dr.. jouit de la santé la plus florissante.

44e Observation.

M. An. M..., de Pylia (Grèce), 25 ans, négociant, célibataire. **Deux récidives. Guérison**.

25 mai 1890. — Depuis 5 mois, M. An. M... ressent une douleur à l'omoplate droite. Il y a 2 mois qu'il tousse et crache. Sueurs nocturnes. Perte des forces. Filets de sang dans les crachats.

Etat actuel. — Il est pâle et maigre. L'après-midi il se sent très fatigué et il éprouve un léger frisson partant du sommet de l'omoplate droite. Respiration et pouls fréquents. Inappétence.

A la percussion, submatité aux régions sus et sous-épineuses droites.

A l'auscultation. Râles humides en arrière et respiration faible en avant à droite. —

Les crachats tombent rapidement au fond de l'eau ; ils sont muco-purulents.

Je prescris les toniques et les antipyrétiques. Hémoptysie.

26 mai. — Sulfate de quinine. **Inhalations de sulfure** de carbone. Pointes de feu.

29 mai. — La toux diminue, ainsi que les sueurs nocturnes. Les crachats deviennent blanchâtres. L'appétit revient.

31 mai. — Mieux sensible.

1er juin. — Le malade, très sensiblement amélioré, part pour son pays.

21 juin. — Le malade, bien portant pendant les 15 premiers jours de juin, tousse de nouveau depuis 6 jours.

Cependant, la percussion et l'auscultation ne me fournissent aucun signe pathologique.

17 juillet. — J'examine de nouveau ce malade et je ne trouve aucun signe pathologique.

Novembre 1890. — **1re récidive**. Je remets le malade au traitement. Il recouvre la santé.

Septembre 1891. — **2e récidive**. Le malade guérit de nouveau et toujours par le même traitement.

Mais comme M. Ant... M... est très imprudent et qu'aussitôt guéri il se livre tout entier à ses affaires sans songer à sa santé, je crains encore une autre rechute.

45e Observation.

Mme Pan... K..., d'Olympie (Grèce), 30 ans. **Traitement abandonné. Mort.**

Antécédents héréditaires nuls.

31 mai 1890. — Depuis le mois de février, Mme Pan... K... ressent une douleur à l'omoplate droite. Elle tousse et crache. Toutes les après-midi, fièvre. Sueurs nocturnes. Ayant diagnostiqué une tuberculose au sommet droit, je soumets la malade aux inhalations de sulfure.

Elle suit le traitement jusqu'au 5 juin. Ayant obtenu une légère amélioration de son état, elle part pour son pays natal.

Le 14 juin son mari m'écrit que dès son arrivée la malade a refusé de continuer les inhalations. Il me demande un remède contre la toux.

22 juillet. — La malade ne veut toujours pas se soumettre aux inhalations. Son état empire.

Août. — J'apprends qu'elle est morte.

46ᵉ Observation.

M. N... M..., de Pylia (Grèce), 36 ans, cultivateur marié. **Guérison.**

M. N... M... a vu mourir une de ses sœurs de tuberculose pulmonaire.

12 juin 1890. — Douleur à l'omoplate gauche datant de 6 mois. Toux. Crachats.

Le Docteur consulté lui a mis 3 vésicatoires.

Le 14 mars, il a une hémoptysie.

Depuis 1 mois, la toux est plus forte, il a de la fièvre l'après-midi.

4 juin. — M. N... M... vient à ma consultation. Il est pâle et maigre ; les chairs sont molles ; il tousse, les crachats sont muco-purulents. Fièvre, la température oscille le matin entre 37°6 et 38°3 et le soir entre 38°8 et 39°4. Respiration fréquente. Pouls 95.115.

A la percussion, submatité aux régions sus et sous-épineuse droites.

A l'auscultation, râles crépitants dans tout le poumon droit, quelques craquements disséminés et un frottement au milieu du même côté à l'inspiration.

Je soumets mon malade aux **traitements en usage** jusqu'au 12 juillet 1890. Mais le voyant dépérir au lieu de revenir à la santé, je le soumets aux inhalations de **sulfure de carbone.**

16 juin. — Pas de fièvre. Pas de toux ni de crachats. A peine des sueurs nocturnes.

Les forces reviennent et l'appétit.

A la percussion, la submatité s'efface.

A l'auscultation, quelques râles peu accusés, respiration faible.

17 juin. — Le malade part pour son pays.

24 juin. — Le malade me dit que depuis quelques jours, il tousse davantage.

Je l'examine de nouveau et trouve la submatité et les râles plus prononcés qu'à son départ.

1ᵉʳ juillet. — Il va mieux.

16 juillet. — Submatité tend à disparaître. Toujours respiration faible.

17 juillet. — Température 37°2.

1ᵉʳ août. — M. N... M... est en bonne voie de guérison.

11 août. — Plus de toux, ni de crachats. Il reprend de l'embonpoint.

A la percussion et à l'auscultation, je ne puis rien constater.

13-29 août. — Il continue les inhalations. Aucun symptôme pathologique.

25 septembre et 24 novembre : bonne santé.

31 août 1891. — M. N... M... se porte très bien.

47e Observation.

Mme C..., S..., de Pylia (Grèce), 43 ans. Multipare.
Petite amélioration. Mort.

Le père de Mme C... S... est mort tuberculeux.

Cette malade est prise de la poitrine en avril 1890, et commence à tousser et à cracher.

13 juin 1890. Elle est pâle et maigre. Elle a de la fièvre, dans l'après-midi, des sueurs nocturnes. Elle ne peut pas marcher, ni se coucher sur son côté gauche. Appétit nul.

A la percussion, matité au sommet du poumon gauche en avant et en arrière.

A l'auscultation, râles humides, craquements et léger souffle à la même région ; quelques râles crépitants à la base du poumon droit.

Je prescris les **inhalations de sulfure** de carbone. Mme C... S... part pour son pays.

28 juin. — Son mari m'écrit que Mme C... S... ; peut se coucher un peu sur son côté gauche. La fièvre n'est plus aussi forte qu'avant.

La toux reste la même. L'appétit est toujours nul.

5 juillet. — La toux, les crachats, la dyspnée sont modérés ; elle peut se coucher sur son côté gauche. Pas d'appétit.

27 juillet. — Mme C... S... est morte.

48e Observation.

M. G... M... de Pylia (Grèce), 22 ans, cultivateur, marié. **Légère amélioration. — Traitement abandonné.**

Depuis longtemps, M. G... M... ressentait une douleur au côté droit.

Au mois de janvier 1890, il tomba malade et le Dr Sarant... lui met 3 vésicatoires sur l'omoplate droite. Depuis ce jour M. G... M... tousse beaucoup. Il crache du sang à trois reprises différentes. Enfin, ces derniers jours, la fièvre paraît l'après-midi ; il a des sueurs nocturnes ; il est constipé ; il perd ses forces.

21 juin 1890. — La faiblesse est légère.

A la percussion, submatité sur toute la moitié droite de la poitrine, surtout en arrière.

A l'auscultation, râles crépitants au sommet du poumon droit, murmure respiratoire faible dans le reste du même poumon.

Les crachats sont purulents.

22 juin. — Pointes de feu. **Sulfure de carbone.**

23 juin. — Il a mieux passé la nuit dernière.

25 juin. — La toux et les crachats sont moins fréquents.

Pas de sueurs nocturnes, ni de fièvre ; se sentant mieux, M. G .. M... part pour son pays avec du sulfure de carbone.

1891. — Je ne l'ai plus revu.

49e Observation.

M. A... Al..., de Messène (Grèce), 18 ans, employé. **Guérison.**

21 juin 1890. — Depuis 4 mois, M. A... Al... tousse, crache, ressent une douleur à l'omoplate droite, est pris d'accès de fièvre de temps à autre, de sueurs nocturnes. Il perd ses forces. Plusieurs médecins qu'il a consultés n'ont pu obtenir d'amélioration.

A la percussion, submatité au sommet du poumon droit.

A l'auscultation, râles humides et quelques râles crépitants dans tout le poumon droit.

Le malade tousse beaucoup ; ses crachats sont muco-purulents et ils tombent rapidement au fond de l'eau. **Inhalations.**

1er juillet. — La toux et les crachats ont sensiblement diminué. Le malade n'a plus de fièvre, très peu de sueurs nocturnes.

7 juillet. — Bon état général.

21 juillet. — Bon état général.

31 juillet. — Je ne puis trouver de signes pathologiques ni à la percussion, ni à l'auscultation. M. A... Al... se porte bien.

50e Observation.

M. V...Mp..., de Pylia (Grèce), 38 ans. Marié. **Mort.** Antécédents héréditaires nuls.

Depuis 7 mois, M. V... Mp... tousse et crache, et ses crachats sont opaques.

29 juin. — Légère faiblesse : dyspnée à peine appréciable ; fièvre dans l'après-midi ; sueurs nocturnes. Il parle à voix basse ; il ne peut se coucher sur son côté gauche.

Œdème des pieds et des jambes ; rien du côté du cœur et des reins.

A la percussion, matité dans tout le poumon gauche en avant et en arrière.

A l'auscultation, râles humides et craquements dans le même

poumon avec un léger souffle au sommet et frottement au milieu, en arrière et à gauche.

Inhalations de sulfure de carbone.

1er juillet. — Le malade respire plus facilement et ses crachats ne sont plus aussi opaques.

Soir. Température : 38°1, 8 heures soir ; il a une hémoptysie abondante.

Hémostatiques. Suppressions des inhalations.

2 juillet. — Température matin, 38°. Soir 38°4. Crachats sanguinolents. Mon malade s'affaiblit.

3 juillet. — Température : Matin, 38°2. — Soir, 38°5.

4 juillet. — Température : Matin, 38°. — Soir, 38°3.

Le malade recommence les inhalations.

5 juillet. — Température : Matin, 37°4. — Soir, 38°.

Les crachats commencent à devenir blanchâtres.

7 juillet. — Température : Matin, 37°4. — Soir, 37°5.

8 juillet. — Température : Matin 37°4. Soir, 37°5.

A l'auscultation, je constate un autre souffle au sommet du poumon droit ; le poumon gauche s'améliore.

9 juillet. — Il n'a pas pu dormir la nuit dernière. La toux n'a pas été trop fréquente.

Le malade se sent plus solide sur ses jambes. Aussi, se trouvant importuné par certaines personnes, il décide de partir le lendemain.

Température : Matin, 38°. — Soir, 38°4.

10 juillet. — Température : Matin, 38°3. — Je ne puis décider mon malade à prolonger son séjour à Calamata. Il part pour son pays et fait la traversée sur un petit bateau à voiles.

12 juillet. — Par une dépêche, j'apprends que M. V... Mp..., vient d'avoir une autre hémoptysie.

29 juillet. — M. V... Mp.... est mort.

51e OBSERVATION.

M. D... G..., de Pylia (Grèce), 26 ans, marié. **Guérison.**

Un enfant de M. D... G.... est mort d'une maladie chronique. De ses 4 frères, 3 sont morts de maladies pulmonaires ; il a eu 2 sœurs mortes en bas âge.

3 juillet 1890. — Douleur à l'épaule droite datant de plusieurs années. Depuis quelques mois, la douleur est plus accentuée. M. D...G... tousse, crache, a de la fièvre l'après-midi, des sueurs nocturnes, de la diarrhée. Il perd ses forces.

Le Dr qui soigna M. D... G... jusqu'à ce jour, lui mit 3 vésicatoires.

Il n'espérait rien de l'état du malade et ne croyait pas à la guérison.

J'examine le malade.

A la percussion : Submatité au sommet du poumon droit.

A l'auscultation : Râles crépitants en avant du même poumon et respiration rude en arrière.

Température : soir, 37°3. **Inhalations.**

4 juillet. — Température : Matin 37°. — Soir 37°5.

6 juillet. — Température : Matin, 37°. — Soir 37°3. Toujours même douleur.

7 juillet. — Température : Soir 37°. Peu d'amélioration.

8 juillet. — Pas de fièvre.

9 juillet. — Il ne ressent plus de douleur à l'épaule.

Il tousse et crache peu.

10, 11, 12 juillet. — Pas de fièvre. Il part pour son pays.

20 juillet. — Plus de toux ni de crachats. Le malade se plaint seulement de sentir son épaule droite lourde. Légère submatité ; pas d'autres signes pathologiques.

21 juillet. — Plus de toux, de crachats, de sueurs nocturnes. Le malade a très bien passé la nuit dernière. Il repart pour son pays.

19 septembre. — M. D... G.... se porte très bien.

52ᵉ Observation.

M. S... Z..., de Calamata (Grèce), 21 ans. **Sensible amélioration. Traitement d'un autre médecin. Mort.** Antécédents héréditaires nuls.

Le 25 octobre 1889, M. S... Z... se met à tousser.

Il ressent une douleur aux deux épaules.

Le 1ᵉʳ janvier 1890, il s'alite.

Un des médecins de Calamata le visite.

Toutes les après-midi il est pris de frisson suivi de fièvre ; peu à peu il en vient à ne plus pouvoir se coucher sur son côté gauche.

Quelques-uns de mes confrères de Calamata lui rendent fréquemment visite et, outre les médicaments ordinaires, ils lui font mettre 4 vésicatoires, dont 3 à droite et 1 à gauche.

Ils lui font changer de climat. Le malade suit le traitement jusqu'au 30 juin 1890, sans que son état s'améliore ; il va, au contraire, de plus en plus mal.

Il crache du sang à 3 ou 4 reprises différentes.

Etat actuel. — Dyspnée, inquiétude, frisson et fièvre l'après-midi : poitrine concave, épaules rentrées, amaigrissement prononcé ; toux, crachats muco-purulents tombant immédiatement au fond d'un vase rempli d'eau.

Le malade ne peut pas se coucher sur son côté gauche.

A la percussion, submatité au sommet du poumon droit en avant et en arrière, et au sommet du poumon gauche en avant.

A l'auscultation, râles humides et craquements aux deux sommets. Murmure respiratoire faible et rude dans le reste du poumon droit et aux régions sus- et sous-épineuses gauches.

Je considérai le malade comme désespéré ; aussi je ne lui ordonnai que quelques toniques et il partit pour son pays.

4 juillet. — De nouveau on m'amène le malade à Calamata. Son état est complètement désespéré.

5 juillet. — Je lui ai prescrit une mixture de **sulfure de carbone** et d'iode.

Il devait prendre dans du lait 10 goûttes de cette mixture en deux fois dans l'espace de 24 heures.

7 juillet. — Je prescris les **inhalations de sulfate de carbone**.

8 juillet. — Le malade me dit qu'il se sent un peu mieux.

9 juillet. — Je n'avais pas relaté la température du malade jusqu'à ce jour, croyant cette précaution inutile.

Mais, constatant aujourd'hui un abaissement de la température et une légère amélioration de l'état du malade, je prends note des indications que me fournit le thermomètre.

Matin, 37°. — Soir, 37°4.

10 juillet. — Matin, 37°2. — Soir, 37°4.

Mieux sensible à la percussion et à l'auscultation. Le malade me raconte qu'il fait beaucoup d'inhalations et qu'après chacune il était pris d'étourdissements et sentait ses épaules lourdes pendant une demi-heure.

11 juillet. — Matin, 37°3. — Soir, 37°5.

12 juillet. — Matin, 37°. — Soir, 37°4.

13 juillet. — Matin, 37°. — Se trouvant mieux portant, il part pour son pays.

19 juillet. — Le malade vient me consulter. Il me dit qu'il n'a plus de frisson, ni de fièvre.

Mais depuis le 16 du même mois il a de la diarrhée qu'il croyait provoquée par le médicament et par conséquent voulue par moi : ce qui l'avait retenu de venir me demander conseil plus tôt.

Température : Matin, 38°3. — Soir, 38°1.

A la percussion, submatité au côté droit.

A l'auscultation, rudesse du murmure respiratoire et rien autre.

20 juillet. — Midi, température : 38°. Le malade a eu 3 garde-robes. Température : 4 heures soir, 37°8.

21 juillet. — Les crachats ne tombent plus au fond de l'eau. — Température : Matin, 37°3. — Soir, 38°5.

22 juillet. — Léger frisson. 2 garde-robes. Le malade n'a pas craché une seule fois aujourd'hui.

Température : Matin, 38°. — Soir, 33°1.

23 juillet. — Température : Matin, 36°8. — Soir, 37°8.

24 juillet. — Température : Matin, 36°8. — Soir, 37°7.

Peu de toux, pas de crachats, ni de sueurs nocturnes.

25 juillet. — Température : 37°3. Le malade part pour son pays.

1er août. — Son père me dit que le malade va bien et qu'il continue les inhalations.

13 août. — Température : Matin, 37°. — Soir 37°7. Je réexamine le malade et je ne puis constater qu'un peu de rudesse du murmure respiratoire irrégulièrement entendue.

Le Dr Œconomopoulos ne peut trouver d'autres signes pathologiques. Cependant, mon malade est toujours faible. Je renouvelle la prescription des inhalations et le malade part de nouveau pour son pays.

Novembre. — Mon malade, qui se portait assez bien jusqu'à ce jour, se rend à Athènes pour se soumettre à l'action **d'un nouveau médicament**, qui fit beaucoup de bruit à cette époque.

Janvier 1891. — Mon malade vient de mourir.

53e OBSERVATION.

M. Pan T..., de Messène (Grèce), 33 ans, cultivateur célibataire. **Guérison des poumons. Mort.**

Le père de M. Pan.. T... est mort à l'âge de 50 ans d'une maladie chronique des poumons.

10 juillet 1890. — Malade à peu près depuis 2 mois, M. Pan T... est faible ; il tousse, crache, a des sueurs nocturnes, et ne peut se coucher sur le côté gauche.

A la percussion, matité aux régions sus et sous-épineuses et sous-claviculaire gauches ; submatité à la région sous-claviculaire droite.

A l'auscultation, râles humides et quelques craquements au sommet du poumon gauche, râles et respiration rude au sommet du poumon droit.

12 juillet. — Température : Soir, 38°1.

13 juillet. — Température : Matin, 37°. — Soir, 37°6.

14 juillet. — Température : Matin, 37°. — Soir, 37°3.

Le malade a pu se coucher sur son côté gauche.

15 juillet. — Température : Matin, 36°8. — Soir, 38°. Pointes de feu.

16 juillet. — Température : Matin, 37°1. — Soir, 37°8.

Diarrhée depuis quelques jours.

17 juillet. — Température : Matin, 37°3. — Soir, 37°6.

3 garde-robes.

18 juillet. — Température : Matin, 37°1. — Soir, 37°6.

Les signes pathologiques s'amendent ; la toux est moins forte ; les crachats deviennent blanchâtres.

19 juillet. — Température : Matin, 37°1. — Soir, 38°4.

20 juillet. — Température : Matin, 37°1. — Soir, 37°4.

23 juillet. — Température : Matin, 37°5.

Il repart pour son pays.

1er août. — Pas de fièvre.

13 août. — Température : 37°7. — Le docteur Œconomopoulos et moi ne pouvons constater autre chose qu'un peu de submatité au sommet gauche et une légère rudesse du murmure respiratoire.

21 août. — Température : Matin, 37°2. — Toux modérée.

Le sommet gauche va mieux.

27 août. — Mon malade s'affaiblit.

4 septembre. — Petit frisson toutes les après-midi.

Je ne puis rien constater d'anormal aux poumons.

20 septembre. — Le malade se plaint de gargouillements dans les intestins et quelques légères douleurs dans le ventre.

1891. — M. Pan.... T.,.. est mort.

54e Observation.

M. S...., de Pylia (Grèce), 22 ans, cultivateur, célibataire. — Pas d'antécédents héréditaires à noter.

Amélioration. — Il n'a pas continué le traitement.

Octobre 1889. — Le malade avait de la fièvre avec de la douleur à l'épaule droite. Son médecin lui a fait appliquer un grand nombre de vésicatoires, mais sans succès.

Depuis cette époque il tousse et crache. La toux s'exaspère quand il se couche sur le côté droit. Il a des sueurs nocturnes et parfois de la diarrhée. Il a eu, jusqu'au 10 juillet 1890, 5 hémoptysies.

Son appétit est toujours bon, mais il est pâle et faible. Respiration et pouls fréquents.

A la percussion : matité dans la moitié supérieure du poumon droit en avant et en arrière.

A l'auscultation : râles humides et craquements dans la même région.

15 juillet. — Le malade revient à ma consultation, et me déclare : qu'il expectore plus facilement, qu'il crache moins et que ses crachats sont moins opaques.

Que la toux est moins fréquente et qu'il peut maintenant reposer sur le côté gauche.

Les sueurs nocturnes sont moins abondantes.

A la percussion et à l'auscultation, je constate les mêmes symptômes que précédemment.

Température : Soir, 37°8.

16 juillet. — Température : Matin, 37°2. — Soir, 38°2.

17 juillet. — Température : Matin, 37°. — Soir, 37°8.

18 juillet. — Température : Matin ; 36°8. — Soir, 37°5.

19 juillet. — Température : Matin, 37°. — Soir, 37°4.

20 juillet. — Température : Matin, 36°8. — Soir, 37°3.

Les crachats sont blanchâtres et moins denses.

21 juillet. — Température : Matin, 36°8. — Soir, 37°1.

22 juillet. — Température : Matin, 37°. — Soir, 37°2.

A l'auscultation. — Respiration bronchique.

23 juillet. — Température : 36°8.

24 juillet. — Température : Matin, 36°8. — Soir, 37°.

Le malade n'a pas de sueurs nocturnes et tousse peu. Il part pour son pays, se disant tout à fait guéri.

Je ne l'ai pas revu.

55° Observation.

M. Gar..., de Gortynie (Grèce), 42 ans.

Amélioration. — Mort.

Antécédents héréditaires nuls.

31 juillet 1890. — Depuis huit mois, il est pris de temps en temps d'une petite toux.

Depuis le 1er avril, il ressent une douleur dans la moitié gauche du thorax en avant et en arrière. La toux devient plus forte, les crachats sont opaques. Le malade a des sueurs nocturnes et de la fièvre dans l'après-midi.

Il a suivi, jusqu'ici, le traitement de quelques médecins, mais sans obtenir d'amélioration.

Il perd ses forces de jour en jour.

Etat actuel. — Il est très faible, pâle, chairs molles, respiration et pouls fréquents.

Il est pris de dyspnée s'il veut parler pendant quelques minutes.

A la percussion, matité dans les 3/4 supérieurs du poumon gauche en avant et en arrière, ainsi qu'au sommet du poumon droit.

A l'auscultation. — Souffle au sommet, râles humides et craquements dans le reste du poumon gauche.

Quelques râles au sommet du poumon droit.

1er août 1890. — J'ordonne les **inhalations de sulfure de carbone.**

2 août. — Température : Matin, 3.°8. — Soir, 38°1.

3 août. — Température : Soir, 37°5.

Le malade, qui jusque-là ne pouvait pas se coucher sur son côté droit, a facilement dormi sur ce côté la nuit dernière.

4 août. — Température : Matin, 36°8. — Soir, 38°1.

— 61 —

Crachats sanguinolents qui apparaissent pour la première fois.
5 août. — Température : Matin, 36°8. — Soir, 37°5.
Le malade a de la diarrhée.
6 août. — Température : Matin, 37°3. — Soir, 37°.
Pas de diarrhée.
7 août. — Température : 37°.
8 août. — Température : Matin, 36°8. — Soir. 36°9.
Les crachats deviennent blanchâtres et moins denses.
A la percussion, rien du côté droit, amélioration du côté gauche.
A l'auscultation, amélioration analogue.
Le malade part pour son pays.
21 août. — Son beau-frère m'apprend que tous les trois jours dans l'après-midi, le malade a le frisson suivi de fièvre et, vers le matin, des sueurs abondantes.
Les autres jours il se porte bien. Il tousse et crache très peu. Comme son pays est marécageux, je lui ai prescrit le sulfate de quinine à haute dose.
Voici les lettres que m'a adressées le même malade :

« 1° Monsieur le docteur,
« 26 août 1890. — Je me porte assez bien. La toux seule me gêne
« pendant la nuit et j'ai parfois des étourdissements.
« Veuillez, etc...

« 2° Monsieur le Docteur,
« 10 septembre 1890. — Je me porte bien, je n'ai plus de fièvre.
« Je tousse encore un peu pendant la nuit.

« 3° Mon cher Docteur,
« 27 septembre. — Je me porte très bien. Je ne ressens absolu-
« ment rien depuis 20 jours. »
9 novembre 1890. — Je viens d'apprendre par un de ses compatriotes que le prêtre G... est en bonne santé.
1891. — Je ne saurais dire quand et par qui j'ai appris qu'il était mort.

56e OBSERVATION.

Mme P... N..., de Messène (Grèce), 35 ans, mariée. **Guérison.**
Mme P... N... a donné le jour à 7 enfants dont 4 sont morts. Son père est mort à la suite d'une hémoptysie. De ses six frères 4 sont morts et un cinquième a été tué.
6 août 1889. — Mme P... N... a eu, depuis 1889, 4 hémoptysies. Il y a quelques mois qu'elle tousse et perd ses forces. Ses crachats sont opaques et épais : elle a des sueurs nocturnes abondantes. Elle ne peut se coucher sur le côté droit.

Etat actuel. — Grande faiblesse.

A la percussion, submatité aux 2/3 inférieurs du poumon droit.

A l'auscultation, râles humides à la même région, respiration faible au sommet du même poumon.

Je prescris les **inhalations de sulfure.**

Mme P.. N.. suit mon traitement très régulièrement jusqu'au 23 août 1889.

A part une légère submatité au poumon droit en arrière, je ne constate plus à cette époque de signes pathologiques. Tous les symptômes locaux ou généraux ont disparu.

Ma malade part pour son pays.

Elle continue chez elle le traitement en inhalant toutes les 3 heures.

1891. — J'ai revu plusieurs fois Mme P. N.. et chaque fois elle était en bonne santé.

57ᵉ Observation.

M. J.. D...; de Messène (Grèce), 18 ans. Cultivateur. **Traitement suivi, puis abandonné. Mort.**

M. J.. D... en août 1889 est atteint d'hématurie et a souffert beaucoup de cette maladie.

Octobre 1889. — Il fait une fièvre typhoïde qui le laisse très faible.

Juin 1890. — M. J. D... tombe malade et est soigné par des médecins de son pays.

6 août 1890. — On le conduit à ma consultation.

Le malade est faible et maigre. Il a de la dyspnée, il tousse et crache. Le pouls est fréquent. La fièvre s'allume l'après-midi. Sueurs nocturnes. Inappétence.

A la percussion, matité étendue à toute la moitié droite de la poitrine en avant et en arrière.

A l'auscultation, léger souffle au sommet du poumon droit en arrière, râles humides et quelques craquements disséminés au poumon droit. Quelques râles au sommet du poumon gauche.

Je porte un mauvais pronostic.

J'ordonne au malade les **inhalations de sulfure de carbone.**

14 août. — Température : Matin 36°8. — Soir 38°3.

15 août. — Température : Matin, 37°. — Soir, 38°2.

16 août. — Température : Matin, 36°8. — Soir, 37°8.

17 août. — Température : Matin, 37°3. — Soir, 37°8.

19 août. — Température : Matin, 38°. — Soir, 37°5.

Cette nuit le malade a eu le frisson.

20 août. — Température : Matin, 37°8. — Soir, 38°.

21 août. — Température : Matin, 37°3. — Soir, 37°7.

Cette nuit le malade a pu se coucher sur le côté droit ; c'est la première fois depuis le commencement de sa maladie, ses crachats sont toujours opaques, mais tendent déjà à surnager.

22 août. — Température : Matin, 37°5.— Soir, 38°3.

23 août. — Température : Matin, 37°5. — Soir, 37°8.

24 août. — Température : Matin, 37°3. — Soir, 37°3.

25 août. — Température : Matin, 37°1. Les crachats surnagent. Cependant je ne constate pas une amélioration sensible. Le malade part pour son pays.

28 octobre 1890. — Je n'ai plus revu M. J. D... et je viens d'apprendre qu'il est mort.

58ᵉ Observation.

M. N... P..., de Calamata (Grèce), 14 ans. Etudiant. **Sulfure de carbone et iode** 8 à 10 gouttés par jour. **Guérison.**

Depuis le mois de juin 1890, M. N... P... tousse, perd ses forces, a des sueurs nocturnes. Je l'examine en juillet de la même année.

A la percussion, je ne puis rien constater de précis.

A l'auscultation, râles crépitants et légèrement humides au poumon gauche, principalement au sommet. Respiration rude.

Pendant un mois je le traite par les toniques, les antipyrétiques, les vésicatoires.

Je le fais changer de climat.

N'ayant constaté au bout de ce temps aucune amélioration ; et tout au contraire l'état de mon malade empirant chaque jour, je le mets au traitement du **sulfure de carbone.**

A la fin d'août 1890, M. N... P... se portait tout à fait bien.

59ᵉ Observation.

M. A... P..., de Calamata (Grèce), 50 ans. **Guérison.**

Août 1890. — Depuis quelque temps M. A... P... tousse et crache ; les crachats sont opaques, la fièvre paraît l'après-midi. Sueurs nocturnes. Perte des forces.

A la percussion, submatité au sommet du poumon droit en arrière.

A l'auscultation, quelques râles crépitants et respiration rude. Ayant essayé plusieurs traitements pendant 1 mois sans obtenir d'amélioration, le malade se soumet aux **inhalations de sulfure de carbone.**

18 octobre 1890. — M. A... P... est en bonne santé.

60ᵉ Observation.

M. B... P..., 9 ans. Etudiant. **Guérison.**

14 septembre 1890. — Depuis dix jours le jeune B. P... a une petite toux sèche, surtout le matin.

Il devient triste et abandonne les jeux de son âge. Je l'examine sur la prière des parents.

Pouls fréquent, légère dyspnée, sueurs nocturnes. Température du soir 38°2.

A la percussion, matité au sommet du poumon gauche en arrière.

A l'auscultation, souffle, râles et respiration faible en avant du même poumon.

Je lui mets un vésicatoire et je prescris les expectorants et le sulfate de quinine.

15 septembre. — Sueurs nocturnes abondantes. Même traitement.

La toux est plus fréquente depuis quelques jours, les crachats sont opaques et tombent au fond de l'eau. Sueurs nocturnes. Faiblesse. L'état du malade est plus mauvais.

Je prescris les **inhalations de sulfure de carbone.**

21 septembre. — La fièvre tombe peu à peu, les symptômes pathologiques diminuent et disparaissent enfin le 3 octobre.

Mon malade est en bonne santé.

61ᵉ Observation.

Mlle E... K..., de Calamata (Grèce), 19 ans. **Guérison.**

Récidive après 8 mois. Traitement d'un autre docteur. **Mort.**

Juillet 1890. — Je suis appelé auprès de Mlle E... K...

D'après les renseignements de la malade, il y a longtemps qu'elle tousse. Mais depuis quelque temps elle tousse et crache beaucoup. Elle perd ses forces. Elle a des sueurs nocturnes. Depuis quelques mois, à l'époque de ses règles, elle voit très peu et en blanc.

Elle est pâle et maigre ; ses chairs sont molles.

A la percussion, matité au sommet du poumon droit en avant et en arrière.

A l'auscultation, râles humides au sommet du même poumon ; à la partie inférieure, respiration faible.

Usage du **sulfure de carbone.**

Août. — Tous les signes pathologiques sont en bonne voie de guérison.

25 Août.— A part une légère submatité, je ne constate plus rien d'anormal.

Septembre. — Les règles sont revenues aussi bonnes qu'auparavant. La malade reprend de l'embonpoint et se porte bien.

Fin avril 1890.— Appelé de nouveau auprès de Mlle E... K..., je la trouve dans un état désespéré.

Un frisson violent suivi de fièvre étant survenu il y a 40 jours, on avait consulté d'autres médecins avant de me faire venir.

J'ordonne à la malade quelques toniques.

En quelques jours elle succombe à l'affection.

62e Observation.

M. C... G..., de Messène (Grèce), 28 ans. Prisonnier. **Guérison**.

Un des frères de M. C... G... est mort de tuberculose.

8 septembre 1890.— M. C... G... m'apprend qu'il a eu une hémoptysie remontant à quelques mois et que, depuis cette époque, il tousse, crache et perd ses forces. Hémoptysie remontant à 25 jours.

A la percussion, matité à la moitié inférieure du poumon droit.

A l'auscultation, râles humides et quelques râles crépitants à la même région. Respiration faible au sommet droit. **Inhalations**.

17 septembre. — Je constate un commencement d'amélioration.

25 septembre. — Amélioration très sensible.

10 octobre. — Le malade va de mieux en mieux.

25 octobre. — Aucun signe pathologique.

1891. — Le détenu est en bonne santé.

63e Observation.

Mme H... P..., de Calamata (Grèce), mariée. **Amélioration. Récidive. Traitement abandonné. Mort.**

Cette dame était enceinte ; le Dr Œconomopoulos et moi l'examinons au 7e mois de sa grossesse. Nous diagnostiquons une tuberculose pulmonaire. Mais comme la malade était encore forte et ne présentait ni fièvre, ni symptômes pouvant assombrir notre pronostic, nous décidons de la soumettre à l'usage du sulfure de carbone après l'accouchement.

Dans les quelques jours qui suivirent son accouchement, l'état de la malade empira.

Le Dr Georgiopoulos et moi nous prescrivons les **inhalations**, le 3 septembre.

Le 23 septembre, la malade refuse de continuer les inhalations ; elle rejette également tous les médicaments. Cependant, son état est assez satisfaisant.

Quelque temps après l'état de la malade s'aggrava et elle mourut sans avoir voulu reprendre aucun traitement.

64e Observation.

M. D... K..., d'Olympie (Grèce), 28 ans. Cultivateur. Célibataire. **Guérison.**

M. D... K... a vu mourir d'une maladie chronique des poumons, son père, un de ses frères et deux de ses sœurs plus âgées que lui.

Depuis longtemps M. D... K... tousse et crache. Toux et crachats vont en augmentant. Il ressent une douleur dans le dos.

29 septembre 1890. — M. D... K... vient à ma consultation. Il est pâle et faible. Le pouls et la respiration sont fréquents.

A la percussion, submatité au poumon gauche.

A l'auscultation, murmure respiratoire très faible et quelque râles crépitants disséminés.

3 octobre. — Amélioration locale et générale. Le malade part pour son pays.

12 octobre. — Légère faiblesse du murmure respiratoire.

7 novembre. — M. D... K... se porte très bien.

Janvier 1891. — Je sais par un parent du malade que M. D... K... se porte bien et est marié.

7 août 1891. — Bonne santé persistante.

65e Observation.

M. A... L..., d'Olympie (Grèce), 20 ans. Cultivateur. **Tuberculose pulmonaire. Ulcération scrofuleuse au cou. Guérison. Cicatrisation des ulcérations.**

20 août 1890. — M. A... L... m'apprend qu'il y a 16 mois les ganglions du cou et de l'aisselle commencèrent à s'engorger.

Depuis 3 mois il tousse et crache ; il a de la fièvre, il perd peu à peu ses forces. Il a eu une hémoptysie.

Etat actuel. — Il ne peut quitter le lit. Il est pâle et très maigre, il tousse et ses crachats abondants sont muco-purulents. Fièvre, sueurs nocturnes, inappétence. Pouls et respiration fréquents. Les ganglions du cou à droite sont ulcérés et le pus coule ; ceux de gauche et des aisselles sont engorgés. Aphonie.

A la percussion, matité aux régions sus et sous-claviculaires, sus et sous-épineuses droites.

A l'auscultation, râles humides et craquements aux mêmes régions. Dans le reste du poumon, murmure respiratoire faible.

13 octobre. — Trouvant son état très amélioré, le malade part pour son pays.

21 octobre. — M. A... L... est en bonne santé.

28 octobre. — Submatité au sommet du poumon droit. La toux persiste. La voix devient plus claire. Plus de fièvre, ni de sueurs nocturnes.

12 novembre. — **Les ulcérations scrofuleuses sont cicatrisées.**

Les ganglions sont bien moins engorgés.

Submatité et respiration bronchique.

29 novembre. — Le malade reprend son embonpoint perdu.

La toux est bien diminuée.

Le D^r Œconomopoulos et moi l'examinons et nous ne trouvons plus qu'une légère submatité et une respiration rude.

29 mars 1891. — Je trouve le malade en bonne santé.

Cependant, je constate encore une légère submatité.

La voix est basse et M. A... L... tousse un peu.

Les ulcérations cicatrisées ne se sont pas ouvertes à nouveau.

66e Observation.

M. P... T... de Calamata (Grèce), 17 ans. **Guérison. Récidive. Guérison.**

Deux sœurs et trois tantes de M. P... T... sont mortes d'une maladie chronique.

10 novembre 1890. — Le malade a eu plusieurs hémoptysies : une le 28 octobre, une autre le 7 novembre et la dernière aujourd'hui. Le malade est pâle. Son pouls et sa respiration sont fréquents.

A la percussion, submatité aux régions sous-claviculaire et sus-épineuse gauche.

A l'auscultation, quelques râles humides aux mêmes régions.

13 novembre. — L'hémoptysie étant définitivement enrayée, je prescris le **sulfure de carbone** et l'iode à l'intérieur.

17 novembre. — Tous les symptômes se modèrent sensiblement. Le malade tousse peu.

22 novembre. — Légère submatité persistante à la région sus-épineuse. Le malade ne tousse que rarement et seulement le matin.

4 décembre. — J'entends à l'auscultation quelques râles sibilants. Le malade a suspendu le traitement depuis 10 jours, faute de lait.

10 décembre. — Je ne puis rien constater d'anormal.

17, 23 décembre. — Tous les symptômes pathologiques ont disparu. Mon malade reprend du corps avec la santé.

13 mai 1891. — **Récidive.**

À la percussion, matité au sommet du poumon gauche, en avant et en arrière.

À l'auscultation, râles humides et quelques râles crépitants à la même région.

Le malade tousse ; ses crachats sont muco-purulents. Il a des sueurs nocturnes.

La température oscille entre 36°8 et 37°5.

28 mars.—Je prescris les inhalations d'une solution d'**iodoforme dans le sulfure de carbone** dans les proportions de 10 %. Trois inhalations par jour.

29 mars.— Le malade, pendant les inhalations, est pris de maux de tête et d'étourdissements. Il me semble que les signes pathologiques sont plus prononcés qu'avant-hier.

30 mars. — Même traitement.

4 avril. — L'amélioration se fait pressentir.

8 avril. — Température : Soir, 37°1. Amélioration sensible.

13 avril. — Plus de toux, ni de crachats.

La matité et quelques râles disséminés persistent. Respiration rude.

24 avril. — Même état.

12 mai. — Matité. Respiration bronchique.

9 juin. — Le malade ne tousse plus. Il reprend du corps à vue d'œil.

11 juillet 1891. — Depuis 7 jours le malade a la fièvre l'après-midi. Je prescris le sulfate de quinine et la fièvre disparaît.

Matité et respiration bronchique persistante.

13 septembre. —Le malade a continué régulièrement le traitement jusqu'à ce jour.

Voici son état actuel :

M. P... T... ne tousse plus, ne crache plus. Il a engraissé et pris les couleurs de la santé. Ses chairs sont fermes. Cependant, la matité et la respiration bronchique persistent.

67e Observation.

M. G... D... P..., de Messène (Grèce), 18 ans. Cultivateur. — **Guérison. Récidive. Guérison.**

M. G... D... P... a vu mourir son père, âgé de 45 ans, de la variole et trois de ses oncles sont morts tuberculeux.

30 octobre 1889. — Il y a six ans M. G... D... P... a eu la variole. Il a eu une hémoptysie remontant à 3 ans. Depuis il tousse et ses crachats présentaient de temps en temps quelques filets de sang.

Pas de fièvre, mais des sueurs nocturnes. Le malade ne peut pas se coucher sur son côté gauche.

Traité par nombre de mes confrères, il ne vit survenir aucune amélioration. Il a eu une 2ᵉ hémoptysie il y a à peine quelques jours.

Etat actuel. — M. G... D.. A... est pâle et maigre. Ses chairs sont molles. Il a de la dyspnée. Le pouls est fréquent. Il tousse beaucoup et ses crachats tombent au fond de l'eau.

A la percussion, submatité au poumon gauche en avant et en arrière ; submatité au sommet du poumon droit.

A l'auscultation, râles humides et craquements dans tout le poumon gauche et, si j'en crois mon oreille, deux légers souffles au sommet du même poumon. Râles humides au sommet du poumon droit.

3 novembre. — Fièvres et sueurs nocturnes.

Trouvant l'état du malade très grave, je fais appeler le Dʳ Œconomopoulos, qui pose le même diagnostic que moi.

Nous prescrivons les **inhalations de sulfure de carbone.**

12 novembre. — Pour la 1ʳᵉ fois depuis trois ans, le malade a pu dormir la nuit dernière sur son côté gauche. Le temps est humide.

23 novembre. — Diarrhée sanguinolente. Le malade a mangé des sardines.

24 novembre. — 3 garde-robes. Crachats plus abondants et tombant immédiatement au fond de l'eau.

29 novembre. — 3 garde-robes.

3 décembre. — Toux sèche et fréquente.

10 décembre. — Rien d'anormal à droite.

Le poumon gauche est très amélioré.

Le malade part pour son pays.

11 mars 90. — Il n'a plus de fièvre, ni de sueurs nocturnes. Il peut se coucher sur les côtés sans gêne aucune.

Il tousse un peu sans cracher.

Légère submatité et quelques râles crépitants à la moitié inférieure du poumon gauche.

Rien d'anormal au poumon droit.

30 mars. — Râles aux deux poumons, plus nombreux au poumon gauche.

11 avril. — Grande amélioration.

1ᵉʳ juin. — Le malade a bonne mine, il prend du corps. Il est gai. Dyspnée, fièvre, sueurs nocturnes ont disparu. Il tousse un peu et seulement le matin.

Lui, qui ne pouvait plus rien soulever sans être pris de dyspnée, il a pu, ces jours derniers, porter sur ses épaules pendant 1/2 kilomètre un fardeau pesant dans les 50 kil.

Rien à la percussion.

Respiration bronchique aux régions sous-claviculaire et sus-épineuse gauche.

19 octobre 90. — **Récidive.** — M. G..., D. P... revient à ma consultation. Depuis quelques jours il crache un peu de sang, et il tousse beaucoup.

Je constate une récidive aux mêmes régions. Température : Soir, 38°4.

28 octobre. — Le malade part pour son pays.

11 janvier 1891. — Je constate une légère amélioration.

Je fais rester M. G... D... P... à Calamata.

6 février 1891. — Il part pour son pays.

26 juin. — Température : Soir, 37°. — Peu de toux et de crachats. Le malade mange et dort bien.

Bon état général. Même traitement.

15 septembre. — Bonne mine. Deux ou trois accès de toux le matin.

Submatité au sommet gauche.

Respiration bronchique.

30 septembre. — M. G... D... P... se porte bien.

Je lui ai ordonné l'huile de foie de morue pour l'hiver 1891-92.

68e Observation.

M. Nimas. D..., de Céphalonie (Grèce), 27 ans. Employé. **Guérison.**

1er septembre 90. — Depuis un an, M. Minas. D... tousse, crache et perd ses forces. Il a consulté un grand nombre de médecins sans obtenir la moindre amélioration de son état.

Etat actuel. — Il est pâle, faible. Il tousse et il crache beaucoup. La respiration et le pouls sont fréquents. Je constate une déformation du thorax au sommet droit en avant.

A la percussion. — Submatité au sommet droit en avant et en arrière.

A l'auscultation, râles humides et quelques craquements à la région. — **Inhalations.**

13 novembre. — Mon malade reprend de l'embonpoint.

Il est gai et ne ressent aucune douleur.

Légère submatité persistante au sommet droit en avant et respiration rude.

Août 1891. — M. Nimas D... est en bonne santé depuis longtemps.

69e Observation.

Mme H... K... de Messène (Grèce), 23 ans. **Guérison.**

La mère de Mme He. K... tousse depuis longtemps, elle crache elle a une douleur au côté gauche, elle est maigre et cachectique.

13 novembre 1890.— Mme He.. K... vient de mettre au monde un enfant. Un an avant son accouchement elle toussait et crachait.

16 novembre. — La malade a été prise d'un violent frisson, suivi de fièvre. Elle est visitée par un médecin de son pays.

Il prescrit des injections vaginales et lui pose un vésicatoire sur le côté gauche.

21 novembre. — On l'amène à ma consultation.

Elle est pâle et faible. Elle ne peut se coucher sur son côté gauche. Elle tousse : ses crachats sont muco-purulents. Tous les jours elle est prise d'un frisson naissant à gauche.

Elle a des sueurs nocturnes et de la fièvre.

Respiration et pouls fréquents.

A la percussion, matité au sommet du poumon gauche en avant et en arrière.

A l'auscultation, râles humides et craquements au sommet du poumon gauche en avant et en arrière, et râles crépitants dans le reste du poumon.

Organes génitaux urinaires. — Je ne constate ni ulcération, ni inflammation, ni douleur.

Température : Soir, 39°3. —Je prescris les expectorants, les toniques et pour le lendemain matin le sulfate de quinine à haute dose.

22 novembre. — Crachats muco-purulents. — Frisson.

Température : Matin, 37°. — Soir, 38°5.

23 novembre. — Frisson dans l'après-midi. — Hydrochlorate de quinine 1 gramme. — Midi, température, 38°4.

24 novembre. Léger frisson. — Température; 37°8. — Hydrochlorate de quinine. Mêmes signes pathologiques aux poumons.

25 novembre. — Frisson. — Température : Soir, 40°. Sulfate de quinine et solution d'arséniate de soude.

26 novembre. — Frisson. — Température : Soir, 38°4.

27 novembre. — Frisson. — Température : Soir, 39°4. Je prescris le **Sulfure de carbone.**

28 novembre. — Frisson. — Température : Soir 38°5.

29 novembre. — Pas de frisson. — Température : Soir 37°9.

30 novembre. — Frisson. — Température : Matin, 37°5. — Soir, 38°8.

1er octobre. — Pas de frisson. Température : Matin, 37°4. — Soir, 39°1.

2 octobre. — Pas de frisson. — Température : Soir, 39°4.

Ma malade tousse et crache moins ; ses crachats deviennent blanchâtres.

3 octobre. — Température : Matin 38°3. Elle a mal au bas-ventre. Je supprime le sulfure de carbone.

4 octobre. — Température : Matin, 37°2. — Soir 38°4.

Les crachats sont blanchâtres. Les signes pathologiques se sont sensiblement amendés.

Je fais reprendre le sulfure de carbone.

5 octobre. — Température : Soir, 38°2. La malade peut se coucher sur son côté gauche.

6 octobre. — Pas de fièvre le matin. La malade tousse et crache très peu. Elle part pour son pays avec une provision de sulfure de carbone et de toniques.

21 octobre. — Ma malade se porte bien.

12 avril. — Ma malade est forte, engraissée. Elle tousse encore un peu cependant. Au poumon gauche murmure respiratoire faible.

Je lui ordonne le sulfure de carbone.

Août 1891. — Mme H... K... se porte très bien.

70ᵉ Observation.

M. D... K..., de Triphylia (Grèce), 35 ans, cultivateur marié.

Grande amélioration. Abandon du traitement pendant 8 mois.

Reprise du traitement. Amélioration satisfaisante.

Le dernier enfant de M. D... K... est mort. Sa mère est morte d'une maladie chronique des poumons.

15 octobre 1890. — M. D... K... tousse depuis 17 mois. Soigné par plusieurs de mes confrères, il n'a obtenu aucune amélioration de son état.

Il a eu une hémoptysie en juin 1890.

Un mois après, la toux devenait si accentuée qu'elle provoquait des vomissements. Le malade est pris vers la même époque de sueurs nocturnes et il perd ses forces.

Etat actuel. — Il tousse et crache beaucoup. Il est pâle et maigre. Dyspnée, pouls fréquent. Le malade ne peut se coucher sur le côté, ni marcher.

A la percussion, matité aux 3/4 supérieurs du poumon gauche en avant et en arrière.

Submatité au sommet du poumon droit.

A l'auscultation, râles humides, craquements et léger souffle au sommet du poumon gauche ; quelques râles au sommet droit.

Seconde hémoptysie il y a 2 jours.

Je prescris les hémostatiques.

16 octobre. — Température : Soir 37°5. L'hémoptysie est moins abondante.

17 octobre. — Température : Matin 37°. Crachats abondants et purulents.

Le D^r Œconomopoulos et moi étant d'accords sur le diagnostic, prescrivons au malade les **inhalations de sulfure de carbone.**

Température : Soir 37°6.

18 octobre. — Température : Matin 37°3. Autre légère hémoptysie.

Je supprime les inhalations en même temps que les hémostatiques, je fais prendre au malade 12 gouttes de sulfure de carbone dans les 24 heures.

19 octobre. — Température : Matin 37°. — Soir 37°5. Le malade prend le sulfure de carbone à l'intérieur. Pas d'hémoptysie.

20 octobre. — Température : Matin, 36°8. — Soir, 37°3. **Inhalations.**

21 octobre. — Température : Matin, 37°. — Soir, 37°4.

22 octobre. — Température : Soir 37°. Pas de vomissements.

23 octobre. — Température : Soir 37°3.

25 octobre. — Température : Soir 37°.

26 octobre. — Température : Soir 37°.

27 octobre. — Température : Soir 37°. Insomnie la nuit dernière. Pas de toux.

28 octobre. — Température : Soir 37°.

29 octobre. — Température : Soir 37°. La toux et les crachats sont modérés.

30 octobre. — Température : Soir 37°2. Les crachats tendent à surnager.

1er janvier. — Le malade sent ses forces revenir.

Il prend bonne mine. Je ne puis rien constater d'anormal au poumon droit.

2 janvier. — Le malade n'a pas craché la nuit dernière. Température : Soir 37°1.

3 janvier. — Le malade peut se coucher sur le côté. Il sort et se promène, lui qui ne pouvait quitter la chambre. Température : Soir 37°.

5 janvier. — Température : Soir 37°1.

6 janvier. — Température : Soir 36°9.

7 janvier. — Température : Soir 37°.

9 janvier. — Submatité au sommet gauche, râles humides à la région sous-claviculaire gauche et respiration rude aux autres régions attaquées.

Le père de M. D... K..., croyant son fils atteint d'une maladie qui ne pardonne pas, ne veut pas le laisser 15 jours de plus en traitement, malgré ma prière, et l'emmène chez lui, dans un pays éloigné de Calamata.

Ils font le voyage à cheval, et le malade reste exposé pendant 4 heures à une pluie froide et à la neige qui alternèrent ce jour-là.

Voici ce qu'un de mes confrères m'écrivit à ce sujet :

« M. D... K..., pendant son voyage, ressentit une douleur dans
« toute la poitrine, surtout à la région sternale. Il est faible. Il
« tousse peu cependant, mais ses crachats présentent quelques
« filets de sang; ils surnagent presque tous. Pas de fièvre. Le
« malade n'a plus de médicaments. »

Je n'ai pas envoyé de médicaments au malade, car j'ignorais
son état.

7 août 1891. — Le malade revient à ma consultation.

Il est très maigre et pâle. Il a de la diarrhée et des sueurs nocturnes. Pouls fréquent.

A la percussion, matité aux deux sommets en avant et en arrière.

A l'auscultation, râles humides à gauche et à droite et souffle à
la région sous-claviculaire droite. Température : Soir, 37°5.

8 août. — Température : Matin, 36°9. — Soir, 37°.

Crachats abondants. 9 heures du soir : le malade a des étourdissements et a beaucoup inhalé.

9 août. — Pas de fièvre. Depuis longtemps il a des fourmille-
ments au bras gauche.

11 août. — Température : Matin, 37°. La toux et les crachats
diminuent.

12 août. — Insomnie la nuit dernière.

13 août. — Submatité à la région sus-épineuse gauche et matité
au sommet droit ; râles crépitants à la même région droite et au
milieu, en arrière, à gauche. — Respiration rude.

Le malade reprend du corps.

14 août. — Faiblesse extrême et étourdissements.

Le malade ne peut rester debout. Depuis ce matin, il fait des
inhalations d'heure en heure.

Je supprime les inhalations. Température : Soir, 37°.

15 août. — Crachats avec quelques rares filets de sang.

16 août. — Plus de crachats. La nuit dernière a été bonne.

17, 18, 19. — Les signes pathologiques tendent à disparaître.

Matité à la région sus-épineuse droite ; légère submatité à
gauche.

15 septembre 1891. — Le malade tousse et crache peu. Les forces et l'embonpoint reviennent. Matité au sommet du poumon
droit, submatité du poumon gauche.

Respiration raide en avant du poumon droit.

Quelques râles humides et crépitants à la région sus-épineuse
gauche.

16 septembre. — Le malade repart pour son pays.

71e Observation.

Mme P... L..., de Calamata (Grèce), 25 ans. — Mariée.

Scrofules. — Suppuration des ganglions du cou. — Guérison.

Depuis 5 ans, les ganglions du cou ont commencé à s'enfler, se sont ulcérés, il y a deux ans, et un liquide jaunâtre s'en écoule sans discontinuer.

La malade s'est soumise au traitement du docteur Ch. depuis le début de sa maladie, mais sans succès.

28 septembre 1890. — Je lui prescris le **sulfure de carbone** et **l'iode**.

28 décembre 1890. — Toutes ses plaies sont cicatrisées et la suppuration a complètement cessé, même par la pression forte.

Août 1891. La malade se porte très bien.

72° Observation.

Mme M..., B..., de Calamata (Grèce), 37 ans. Multipare. **Tuberculose pulmonaire. Amélioration**. Elle n'a pas continué le traitement.

Depuis longtemps elle tousse, crache, perd ses forces. Elle a craché plusieurs fois du sang; elle ne peut pas se coucher sur le côté droit.

Elle a aussi de la dyspnée quand elle se couche sur le côté gauche. Sueurs nocturnes.

Les docteurs qui l'ont examinée ont porté le diagnostic de tuberculose.

11 janvier 1891. — La malade n'est pas très pâle, ses chairs sont molles. Elle tousse, ses crachats sont purulents. Elle a de la dyspnée et ne peut pas se coucher sur ses côtés. Sueurs nocturnes.

A la percussion, submatité à la moitié inférieure du poumon droit.

A l'auscultation, râles humides et crépitants dans la même région. Respiration faible au sommet du même poumon.

Je lui ordonne les expectorants, les toniques et des badigeonnages de teinture d'iode.

12 et 13 janvier. — Même état. **Inhalations de sulfure de carbone et iodoforme.**

14 janvier. — Nuit agitée. Crachats purulents plus abondants et plus denses que les jours précédents.

16 janvier. — Les crachats ne se sont pas modifiés. Les signes physiques s'améliorent.

17 janvier. — En consultation avec le Dr Kyriacopoulos, nous constatons de la submatité, une respiration un peu soufflante, quelques râles crépitants et rien au sommet.

18 janvier. — La malade a bien dormi la nuit dernière. Elle peut

maintenant se coucher sur les côtés. Elle a craché très peu et toussé le matin seulement.

20 janvier. — J'entends quelques râles humides au milieu du poumon attaqué. Rien de plus. La toux et les crachats ont sensiblement diminué.

La malade sent ses forces renaître, elle est gaie et contente.

Elle me déclare que les premières inhalations de sulfure de carbone lui ont occasionné du larmoiement de l'œil droit, des étourdissements et des maux de tête qu'elle me dit ne pouvoir définir et qui la tenaient à gauche seulement.

22 janvier. — Le mari m'apprend que sa femme a eu de nouveau des sueurs nocturnes.

28 janvier. — Légère submatité. Peu de râles. Toux et crachats très modérés. Ses forces reviennent.

6 février. — La malade va bien.

73e Observation.

M. Jean M......, de Calamata (57 ans). Marié. Cultivateur. Tuberculose pulmonaire. **Guérison**.

Depuis longtemps, il tousse, crache, il perd ses forces, il a de la fièvre de temps en temps, et la marche le fatigue très vite.

12 janvier 1891. — Depuis un mois il avait de la diarrhée et depuis une semaine il ne peut se tenir debout, ni faire ses affaires. Il a consulté un confrère qui l'a traité jusqu'aujourd'hui sans obtenir d'amélioration.

Il vient me consulter. Il est pâle, maigre. Température 39°6.

Il n'a pas beaucoup de dyspnée, mais il tousse, et ses crachats sont muco-purulents.

A la percussion, matité dans les 3/4 inférieurs du poumon gauche.

A l'auscultation, râles crépitants. Souffle.

14 janvier. — **Sulfure de carbone et iode à l'intérieur.**

16 janvier. — Les signes locaux n'ont pas changé.

18 janvier. — Les crachats commencent à devenir blanchâtres.

19 janvier. — Pas de fièvre. L'amélioration commence à devenir sensible à la percussion et à l'auscultation. Le malade reprend ses forces et part pour son pays, qui est peu éloigné.

22 janvier. — La matité subsiste.

Râles humides et un souffle plus étendu.

30 janvier. — Le malade me déclare qu'il ne tousse plus du tout pendant la nuit et seulement un peu pendant la journée.

Matité au milieu du poumon en arrière. Souffle dans la même région.

12 février. — Légère submatité au milieu du poumon. Le malade ne tousse plus du tout.

Mars. — Il se porte tout à fait bien.

74e Observation.

M. S..., de Calamata (Grèce). **Guérison.**

Le jeune S..., de Calamata, 12 ans, vient me consulter en janvier 1891.

Sa température est assez élevée. Il a des sueurs nocturnes, de la faiblesse.

A la percussion : matité dans tout le poumon droit en avant et en arrière, sauf dans les régions sus-épineuse, sus et sous-claviculaire.

En même temps que les médicaments indiqués, je lui administre le sulfure de carbone à l'intérieur pendant 6 jours. La fièvre a diminué dès le lendemain et six jours après la température était redevenue normale. Les signes locaux sont toujours les mêmes. Je lui ordonne pendant 6 jours les absorbants, les toniques, les badigeonnages de teinture d'iode. Pas d'amélioration, mon malade s'affaiblit.

Je prescris alors les **inhalations** de **sulfure** de carbone et les toniques.

Après 4 jours de ce traitement, je constate à l'auscultation des râles humides.

A la fin du mois de février, mon malade est en pleine voie de guérison.

Septembre 1891. — Mon malade se porte bien.

75e Observation.

Mme D. Œ..., de Calamata, 28 ans, multipare. **Guérison.**

Mme D... Œ... a eu déjà une pneumonie double et depuis il existe au milieu du poumon droit et en arrière de la matité et un souffle, ainsi que des râles humides et sibilants dans les deux poumons en avant et en arrière. Elle a de la dyspnée, des sueurs nocturnes, et sa température oscille entre 37°7 — 38°4 le matin et 39°4, 40°, 40°2 le soir.

Je l'ai soumise pendant une dizaine de jours au traitement ordinaire sans obtenir d'amélioration. Plusieurs confrères, consultés, sont tombés d'accord avec moi sur le diagnostic de maladie pulmonaire de mauvaise nature et ont porté un pronostic grave.

L'un d'eux m'a cité le cas d'un jeune homme soigné par lui, qui présentait les mêmes symptômes que ma malade, moins accusés même, et qui avait succombé après avoir essayé de tous les traitements indiqués.

N'obtenant pas d'amélioration, j'ordonne le sulfure à l'intérieur et en inhalations.

25 février. — Ma malade est en voie de guérison.

Mars. — Elle se porte très bien.

76e Observation.

M. G..., de Calamata, 62 ans. — **Pas de sulfure de carbone. Mort.**

M. G... tousse de temps en temps. Sa température oscille entre 37 le matin et 38° le soir.

Mêmes symptômes généraux et locaux que ceux des observations 73 et 74.

Je n'ai pas ordonné le sulfure de carbone.

Le malade est mort après un long traitement.

77e Observation.

M. N..., de Laconie (Grèce), 67 ans. **Pas de sulfure de carbone. Mort.**

La température de ce malade oscille entre 38°6, 39°8 pour atteindre quelquefois 40°.

Mêmes symptômes généraux et locaux, même diagnostic et même pronostic qu'aux observations 73 et 74.

Je n'ai pas prescrit le sulfure de carbone.

Traitement pendant 20 jours. Pas d'amélioration. Mort.

« Je n'ai pas soumis les malades des observations 76 et 77
» à l'usage du sulfure de carbone afin de comparer l'action de
» ce médicament avec celle des autres médicaments préconi-
» sés jusqu'alors.

» Les malades des observations 73 et 75 traités en même
» temps par le sulfure de carbone furent sauvés, tandis que
» les malades des observations 76 et 77 succombèrent. »

78e Observation.

Mme P... Ph..., de Messène (Grèce), 25 ans, mariée.
Amélioration. — Traitement abandonné.

Mme P... Ph... a mis au monde trois enfants qui sont tous morts.

20 janvier 1891. — Mme P.... Ph.... mit au monde un enfant, il y a trois mois.

Quelques jours avant son accouchement, elle ressentait une douleur au côté gauche de la poitrine.

Huit jours après son accouchement elle fut prise d'une fièvre qui dura 10 jours. Dès cette époque elle tousse, crache et ne peut se coucher sur le côté droit.

Etat actuel. — Elle est très pâle et maigre. Elle a une légère dyspnée. Le pouls est fréquent. Elle tousse, elle crache. Elle a quelques sueurs nocturnes. Inappétence.

A la percussion, matité dans tout le poumon gauche en avant et en arrière.

A l'auscultation, râles humides, râles crépitants et léger souffle sous l'aisselle gauche : quelques râles au sommet du poumon droit.

30 janvier. — Je lui ordonne les **inhalations de sulfure de carbone**, et je prescris le **sulfure à l'intérieur.**

2 février. — Pas de fièvre, toux et crachats diminués.

Pas de dyspnée. La malade dort bien.

3 février. — Pas de fièvre.

4 février. — Ni fièvre, ni sueurs nocturnes.

La malade a bon appétit. Elle tousse peu : ses crachats sont blanchâtres.

5 février. — Tous les sympômes pathologiques sont sensiblement moins accusés. L'état général est bon. La malade part pour son pays, en emportant du sulfure de carbone.

79e Observation.

M. M. K...., de Calamata (Grèce), 55 ans boucher, marié. **Guérison.**

Janvier 1890, M. M... K...ressent une douleur au côté droit de la poitrine. Pendant 4 mois il est soigné par plusieurs médecins de Calamata, mais sans succès.

Mai 1890. — Depuis janvier de la même année le malade tousse, crache, a le frisson dans l'après-midi, de la fièvre, des sueurs nocturnes, de la diarrhée. Je vais le visiter et outre les symptômes précédents je constate la pâleur du visage, l'amaigrissement. Le malade ne peut se coucher sur le côté.

Je diagnostique une tuberculose pulmonaire et je prescris les **inhalations de sulfure de carbone** avec les toniques.

Après plus de 2 mois de ce traitement mon malade se trouva sur pied et complètement guéri.

Février 1891. — M. M... K.... est bien portant.

Une de ses filles, qui l'avait soigné, est tombée malade il y a quelques mois. Elle était également atteinte de tuberculose.

Soignée par d'autres médecins, elle n'a pas été soumise au même traitement que son père.

Elle est morte.

80ᵉ OBSERVATION.

M. Ch.... K...., de Calamata (Grèce), 29 ans. — Célibataire. **Guérison.**

7 novembre 1890. — M. Ch.... K... a déjà eu 4 hémoptysies.

Il perd peu à peu ses forces.

Aujourd'hui, cinquième hémoptysie.

Le malade me fait appeler.

8 novembre 1890. — L'hémoptysie a cessé. Le malade a une forte dyspnée, il tousse et crache, il ne peut se coucher sur le côté gauche.

A la percussion, matité au sommet gauche en avant et en arrière, submatité en arrière à la région axillaire à droite.

A l'auscultation, râles humides, craquements et souffle au sommet gauche : râles en arrière à droite et quelques craquements à la région axillaire droite.

9 novembre. — Le malade crache peu de sang.

15 novembre. — Je lui ordonne le sulfure de carbone à l'intérieur.

24 novembre. — Autre hémoptysie.

26 novembre. — Elle s'arrête.

28 novembre. — **Inhalations de sulfure de carbone.**

2 décembre. — Le malade tousse beaucoup. Toutes les après-midi il a une température oscillant entre 37°5 et 37°6.

27 décembre. — Le malade tousse moins et crache très peu. Il reprend des forces.

A la percussion, matité au sommet du poumon gauche en avant et en arrière, submatité à la région axillaire droite.

A l'auscultation, souffle assez étendu au sommet gauche.

4 janvier 1891. — Encore une autre hémoptysie.

Je lui prescris les **Inhalations de sulfure de carbone mélangé à l'iode.**

6 janvier. — L'hémoptysie a cessé.

19 janvier. — Le malade peut se coucher sur le côté gauche.

Il tousse et il crache très peu ; il reprend du corps. Il a bonne mine.

Matité au sommet gauche, avec souffle moins étendu que les jours précédents et quelques râles.

Mars. — A peine de toux et de crachats.

Matité persistante avec léger souffle et quelques râles au sommet gauche.

14 avril. — Matité à la région sus-épineuse gauche et quelques râles humides à la même région, le reste du poumon présente une respiration rude et bronchique.

19 août. — Je revois M. Ch. K... avec une mine superbe et un embonpoint respectable. Il est gai et a reconquis ses forces. Pendant son séjour à la campagne, me dit-il, il a pu gravir des montagnes assez hautes sans être pris de dyspnée ou de toux.

Il tousse un peu et seulement le matin.

A la percussion, submatité à la région sus-épineuse gauche.

A l'auscultation, murmure respiratoire rude au sommet du même poumon.

81ᵉ Observation.

M. B... K..., de Calamata (Grèce), 27 ans. Célibataire. Berger.
Amélioration du poumon. Méningite. Mort.

Le père de M. B... K... est mort à l'âge de 40 ans d'une diarrhée qui dura plus d'un mois. Sa mère est morte d'une maladie chronique qui avait provoqué un œdème des membres inférieurs ; elle a succombé la même année que son mari. Un des frères de M. B... K... est paralysé.

14 octobre 1890. — Depuis quelque temps, M. B.. K... toussait et crachait : mais pouvait cependant garder son troupeau. Deux fois il cracha du sang. Aujourd'hui il se sent très faible et se décide à consulter quelques médecins.

A la fin de janvier 1891 il est conduit à ma consultation. Le malade est dans un état désespéré. Il est très pâle, maigre ; il ne peut marcher. Dyspnée, sueurs nocturnes, fièvre, inappétence.

A la percussion, matité aux 2/3 supérieurs du poumon droit en avant et en arrière.

A l'auscultation, râles humides, craquements et souffle à la même région : quelques râles à la base du poumon gauche.

Je lui prescris quelques toniques et je lui conseille de retourner chez lui, croyant la mort prochaine.

26 février. — Même état. Je lui ordonne les inhalations de sulfure de carbone ; mais je n'ai aucun espoir et je le renvoie dans son pays.

1ᵉʳ mars. — Du côté des poumons, amélioration très sensible. Depuis sept jours il est pris d'une diarrhée sanguinolente que ses parents n'ont pas cherché à enrayer, la croyant nécessaire et de bon augure.

6

5 mars. — J'ai été absent depuis le 1er mars. Pendant ce temps mon malade avait la diarrhée. Je l'examine de nouveau :

A la percussion, matité aux régions sous-claviculaire et sus-épineuse droite.

A l'auscultation, râles humides et quelques craquements aux mêmes régions. Température soir, 39°5. Pouls 100°. Langue sèche ; polidypsie ; maux de tête ; étourdissements. L'œil gauche est rouge. Le ventre est légèrement ballonné, je sens des gargouillements en pressant la région droite. Pas de diarrhée. Peu de toux et de crachats.

6 mars. — Température, matin 38°. Pas de sueurs nocturnes. Le malade a pu dormir sur le côté. Peu de toux et de crachats. Température soir, 38°2. Toujours des étourdissements, de la soif, du ballonnement.

7 mars. — Température matin, 37°4. Ventre douloureux à la pression. Température soir, 38°2.

9 mars. — Température matin 38°6. Le malade ne tousse presque plus. Rudesse du murmure respiratoire. Mal de tête très prononcé. Je supprime les inhalations de sulfure de carbone. Température soir, 38°5. Le mal de tête persiste. Dilatation de la pupille. Le malade est très inquiet.

10 mars. — Température matin, 39°. Convulsions, dépression de la mémoire.

3 heures du soir. —Aucune amélioration. Convulsions, cris, douleurs vives provoquées en pressant les globes oculaires ; ventre douloureux à la pression.

Nuit. — Convulsions, cris, perte de la connaissance.

11 mars, matin. — L'état du malade est plus grave. On l'emmène chez lui.

14 mars matin. — Température 38°5. Pouls 82. Aphasie.

Torticolis, mal de tête très prononcé ; œil droit très douloureux à la pression.

18 mars. — M. B... K... est mort. Pas d'autopsie.

82e Observation.

Mme J... S..., de Calamata (Grèce), 26 ans. Mariée.
Amélioration. 1re Récidive. Guérison. 2e Récidive. Mort.
Mme J... S... est bien réglée depuis sa 15e année.

Elle a toujours été d'une santé délicate et a beaucoup souffert de ses dernières couches. Très constipée, elle n'allait depuis fort longtemps à la garde-robe que tous les 3 ou 4 jours.

5 avril 1891. — Depuis son dernier accouchement, datant de 4 mois, Mme J... S... n'a plus d'appétit et ne se nourrit qu'avec des mets vinaigrés et salés. Elle vient d'avoir une hémoptysie.

7 avril. — Température matin, 36°9. Elle tousse. Pas d'hémoptysie.

A la percussion, matité aux régions sus et sous-claviculaires, sus et sous-épineuses droites, et sus-épineuse gauche.

A l'auscultation, quelques râles humides et crépitants et respiration rude.

Température soir, 37°1.

8 avril. — Température soir, 37°. Crachats sanguinolents. Inappétence.

9 avril. — Température matin, 37°. Crachats muco-purulents. Picotements dans la gorge. La malade ne peut causer un instant sans tousser.

Température soir, 37°3.

10 avril. — Matin, 36°9. Quand la malade veut se coucher sur le côté ou sur le dos, elle sent des gargouillements dans la poitrine. Elle tousse et crache plus qu'hier. Soir, 37°4.

11 avril. — Matin, 37°. Soir, 37°3. Toux et picotements de la gorge.

12 avril. — Matin, 36°8. Soir, 37°2.

13 avril. — Matin, 36°8. Soir, 37°4. Crachats abondants.

14 avril. — Voyant l'état de ma malade s'aggraver, je lui ordonne les **inhalations de sulfure de carbone et d'iodoforme**. A 2 heures du soir, crachements de sang. Température : 37°4. Soir, hémoptysie.

15 avril. — Matin, 36°8. Crachats sanguinolents. Je suspends les inhalations. Soir, 37°1.

16 avril. — Plus de sang dans les crachats.

17 avril. — Elle recommence les inhalations 3 fois par jour.

18 avril. — Température : Matin, 37°. — Soir, 37°2.

19 avril. — Température : Matin, 36°8. — Soir, 37°3.

20 avril. — Température : Matin, 37°. — Soir 36°9.

21 avril. — Température : Matin, 36°6. — Soir 37°. La malade tousse et crache très peu. Elle ne sent plus de gargouillements dans la poitrine quand elle se couche sur le côté ou sur le dos. Elle peut tenir une longue conversation sans tousser. Elle sent ses forces revenir.

A la percussion, submatité aux régions sus et sous-claviculaires droites.

A l'auscultation, respiration rude et rien autre.

23, 24, 25 avril. — Température normale. La malade ne tousse qu'une ou deux fois seulement le matin. Elle reprend ses forces.

Rien d'anormal à l'auscultation.

La malade continue les inhalations 3 fois par jour.

27 avril. — Mme J... S... est partie pour Thour... sans emporter l'appareil à inhalations.

6 mai 1891. — Mme J... S... revient à Calamata.

Le 29 avril, elle avait craché un peu de sang et elle avait été prise par la fièvre. Soignée par le docteur D... de son pays, elle ne vit survenir aucune amélioration de son état et sur le conseil de ce docteur lui-même, elle était revenue à ma consultation. Elle a toujours la fièvre.

Etat actuel. — Très faible, la malade ne peut se tenir debout. Elle parle à voix basse, **le fond de la gorge** est très rouge. Elle ne peut parler sans tousser. Crachats muco-purulents en abondance.

A la percussion, matité aux régions sus et sous-claviculaires, sus et sous-épineuses droites.

Submatité au sommet gauche en avant.

A l'auscultation, murmure respiratoire très faible, quelques râles fins et humides.

Elle a repris les inhalations de sulfure de carbone dès son arrivée.

Température soir, 38°. Je prescris le même traitement que précédemment, mais mon pronostic est mauvais.

7 mai. — Matin, pas de fièvre. Soir, 37°6.

8 mai 1891. — Température soir, 37°4.

9 mai. — Température soir, 37°4.

L'appétit revient peu à peu. Plus de mal de gorge.

10 mai. — Température soir, 37°1.

11 mai. — Pas de fièvre, bon appétit.

16 mai. — A part une légère submatité de la région sus-épineuse gauche et sous-claviculaire droite, je ne puis rien constater.

19 mai. — Ma malade se porte assez bien.

20 mai. — Un de ses enfants tombe malade et elle s'installe à son chevet.

22 mai. — Elle tousse seulement le matin. Elle reprend un peu d'embonpoint.

L'état de son enfant s'aggrave.

26 mai. — La malade n'a pas d'appétit. Elle passe ses nuits à veiller son enfant malade.

30 mai. — Première apparition des règles depuis le dernier accouchement de la malade. Je fais suspendre les inhalations.

1er juin. — M. J... S... vient de perdre son enfant et est inconsolable.

3 juin. — Elle crache un peu de sang. Ses règles continuent. Elle recommence les inhalations.

4 juin. — Pas d'hémoptysie. Murmure respiratoire rude.

16 juin. —Elle prend de l'embonpoint. Légère submatité au sommet gauche en arrière et au sommet droit également en arrière. Murmure respiratoire rude.

7 juillet. — Elle a repris des forces.

18 juillet. — Rien autre à constater qu'une légère submatité de la fosse sus-épineuse gauche.

La malade se plaint d'insomnies que je mets sur le compte de la chaleur. Depuis dix jours la malade ne fait qu'une seule inhalation dans les 24 heures. Je les supprime de moi-même, car Mme J... S... ne tousse plus et je la crois hors de danger d'après son état général et les indications fournies par l'auscultation.

20 juin (jour de fête). — Il fait une chaleur accablante. Le thermomètre à l'ombre dépasse 37° vers 1 heure et demie de l'après-midi.

Mme J... S... fit ses visites ce jour-là en grande toilette et vers 8 heures et demie du soir elle fut prise de crachements de sang.

Je prescris le tannate de quinine et l'antipyrine. Elle ne prend pas ces médicaments.

21 juillet. — Matin : Hémoptysie.

22 juillet. — Matin : Hémoptysie continue.

23 juillet. — Matin : Hémoptysie plus abondante.

24 juillet. — Matin : Hémoptysie continue.

25 juillet. — Matin : L'hémoptysie s'arrête.

26 juillet. — Matin : Pas d'hémoptysie.

29 juillet. — Matin : **Inhalations.**

31 juillet. — Bonne mine. A peine de toux et de crachats. Pas de dyspnée. Bon appétit relatif. Submatité des régions sus-épineuse gauche et sous-claviculaire droite. Respiration bronchique et quelques râles.

4 août. — Les parents m'interdisent depuis hier de lui faire continuer les inhalations.

5 août. — Ni toux, ni crachats. Un médecin a persuadé aux parents que les inhalations sont nuisibles et si **la malade meurt j'en devrai porter la responsabilité.**

8 août. — La malade refuse de faire les inhalations.

12 août. — Pas d'appétit. J'ordonne les inhalations.

13 août. — La malade a fait deux inhalations seulement, certains de ses parents me prient de ne pas tuer la malade et de me consulter avec le docteur D.... avant de continuer le traitement.

Le docteur ne vient pas au rendez-vous.

15 août. — La malade tousse à peine.

20 août. — Diarrhée.

21 août. — Diarrhée. Faiblesse. Elle tousse davantage.

22 août. — Pas de diarrhée.

23 août. — Deux garde-robes.

24 août. — La malade est prise de peur, car sa belle mère a des coliques, de la diarrhée et des évanouissements.

25 août. — Douleurs du bas-ventre. Règles réapparaissent.

28 août. — Les signes locaux sont bien moins accusés.

30 août. — Je quitte Calamata et, sur mes conseils, la malade part pour Athènes ; mais, malgré mon avis, elle n'a pas pris avec elle l'appareil à inhalations.

20 septembre. — Depuis le 30 août, la malade a supprimé les inhalations de sulfure de carbone.

Quelques jours après elle avait le frisson toutes les après-midi. Je lui fais reprendre les inhalations.

22 septembre. — Bon appétit.

23 septembre. — La malade apprend que l'une de ses sœurs est à l'article de la mort.

25 septembre. — La sœur de Mme J... S... est morte.

La malade part pour Th.... sans avoir pu déjeuner. Elle arrive après l'enterrement et de douleur se frappe la tête et la poitrine. Elle passe la journée en pleurs et en lamentations.

26 septembre. — Mme J.... S.... est inconsolable.

27 septembre. — Sa belle-mère me dit qu'elle passe son temps à pleurer sa sœur. Elle a été prise au matin d'un frisson qui dure une demi-heure. Dans l'après-midi diarrhée.

Le soir nouveau frisson.

28 novembre. — Pas de frisson.

A mon arrivée à Vienne, j'apprends que Mme J.... S.... est morte.

83ᵉ Observation.

M. J... C..., de Calamata (Grèce), 30 ans, cultivateur, marié.

Grande amélioration. — Traitement abandonné.

En un an de temps, M. J.... C... a plusieurs fois craché du sang. Dès sa première hémoptysie il tousse ; ses crachats sont muco-purulents. Il perd ses forces. Il ne peut se coucher sur sa gauche et lorsqu'il se tourne de ce côté, il sent des gargouillements dans la poitrine à l'inspiration.

6 avril 1891. — Il est pâle et faible. Il est pris d'une autre hémoptysie et on m'appelle à son chevet. Température soir, 38°8.

A la percussion, matité des régions sous-claviculaire, sus et sous-épineuses gauches ; légère submatité à droite.

A l'auscultation, râles humides et quelques râles crépitants à gauche ; râles crépitants à droite.

Je prescris les hémostatiques.

7 avril. — Matin : température, 36°7. Sueurs abondantes. Inap-

pétence. Toux fréquente. Crachats nombreux. Température, soir 38°4. Frisson dans l'après-midi.

9 avril. — Matin : température, 37°. Sueurs nocturnes. Crachats légèrement sanguinolents. Température, soir, 38°9. Frisson après-midi.

11-12-13 avril. — Pas d'amélioration.

14 avril. — Diarrhée. — **Inhalations de sulfure.**

15 avril. — Matin : température, 36°9. — Frisson dans l'après-midi. — Soir, 39°4.

16 avril. — Température soir, 39°3. — Frisson.

17 avril. — Température soir, 38°5. — Pas de frisson.

18 avril. — Température soir, 38°6. — Pas de frisson.

19 avril. — Température soir, 38°. — Pas de frisson.

20 avril. — Température soir, 37°8. — Pas de frisson.

La toux, les crachats et les signes physiques sont sensiblement modérés.

22-23 avril. — Il n'a pas de fièvre. Grande amélioration.

Il reprend des forces.

22 mai. — Le malade se croyant guéri a abandonné le traitement depuis le 23 avril.

Je trouve son état plus grave qu'à cette époque. — Même traitement.

9 juin. — Ses parents me disent que M. J... C... se porte très bien.

Août. — La bonne santé persiste.

84e Observation.

M. C.., S..., de Phalessia (Grèce), 24 ans, cultivateur, célibataire.

Amélioration. — Traitement abandonné.

Depuis longtemps M. C... S... tousse et crache. Il a des sueurs nocturnes. Il est pris de dyspnée aussitôt qu'il veut se coucher sur son côté gauche.

1er juin 1891. — Il est pâle. Sa respiration et le pouls fréquents.

A l'auscultation, râles crépitants et humides aux régions sus et sous-claviculaires gauches ; quelques râles crépitants dans le reste du même poumon. Respiration rude à droite.

Température soir, 37°3.

2 juin. — Température soir, 37°2.

3 juin. — Température soir, 37°1.

4 juin. — Température soir, 37°4.

6 juin. — Température soir, 37°2.

7 juin. — Température soir, 37°3.

8 juin. — Température soir, 37°.

9 juin. — Température soir, 37°3.

10 juin. — Température soir, 37°.

11 juin. — Température soir, 37°1.

12 juin. — Température soir, 37°1.

13 juin. — Température soir, 37°. Crachats moins abondants. Le malade a meilleure mine.

Quelques râles disséminés et murmure respiratoire faible.

14 juin. — Température soir, 37°.

16 juin. — Température soir, 37°1.

17 juin. — Température soir : 37°3. Le malade fait maigre.

18 juin. — Température soir, 37°4. Le malade continue à se mal nourrir.

19 juin. — Température soir, 37°3. Les signes pathologiques diminuent d'intensité.

21 juin. — Température soir, 37°1. Les crachats deviennent blanchâtres. Respiration rude et faible. La toux est à peine diminuée. Il part pour son pays.

1er août. — Je revois M. C.. S... Il reprend des forces : mais la toux et la faiblesse du murmure respiratoire persistent.

21 août. — Il repart pour son pays.

85e Observation.

M. Ph... V..., de Messène (Grèce), 22 ans. Cultivateur-célibataire. **Guérison.**

Son père est mort d'une maladie chronique des poumons.

1er juin 1891. — Il me raconte que depuis plus d'un mois il tousse et perd ses forces. Il a des sueurs nocturnes. Diarrhée à deux reprises différentes. Depuis 10 jours il crache beaucoup. Il est pâle et maigre. Ses chairs sont molles. Légère dyspnée. Pouls fréquent. Bon appétit.

A la percussion, submatité aux régions sus et sous-claviculaires, sus et sous-épineuses droites.

A l'auscultation, râles humides aux mêmes régions et murmure respiratoire très faible à l'autre partie du même poumon.

Température soir 37°4.

2 juin. — Température soir, 37°1.

3 juin. — Température soir, 37°. Il a bien dormi la nuit dernière.

4 juin. — Le malade tousse et crache moins.

Les signes pathologiques se sont sensiblement modérés. Il part pour son pays.

11 juin. — Légère submatité sans aucun autre signe.

19 juin. — M. Ph... V.... se porte tout à fait bien.

86e Observation.

M. Chr... K.... de Calamata, 43 ans. **Guérison**. Marié. Cultivateur.

M. Ch... K...., avait deux sœurs qui sont mortes, ainsi que sa mère. Son père mort à 60 ans, s'est marié deux fois et a eu du second lit six enfants qui sont tous morts.

15 mai 1891. — Depuis deux mois il tousse, il crache et a des hémoptysies. Ses forces diminuent, il a des sueurs nocturnes, il est maigre et pâle, a une petite dyspnée et le pouls est fréquent.

A la percussion, matité au sommet du poumon gauche.

A l'auscultation, râles humides et craquements.

16 mai. — Même état.

2 juin. — Mon malade, qui a fait régulièrement les inhalations jusqu'aujourd'hui, déclare ne plus souffrir depuis 5 ou 6 jours.

Il ne tousse ni ne crache plus, il n'a plus de sueurs nocturnes, l'appétit est revenu, le malade travaille.

A la percussion, un peu de submatité dans la région sous-claviculaire.

A l'auscultation, respiration un peu rude.

12 juin. — Mon malade se porte bien.

87e Observation.

M. V.... D...., de Pylia (Grèce), 34 ans. Cultivateur. Marié. **Guérison**.

A eu deux enfants qui sont morts. Son père est mort d'une maladie chronique : il avait 4 frères et 4 sœurs : tous ses frères et deux de ses sœurs sont morts jeunes.

28 mai. — Le malade me raconte que depuis longtemps il tousse et il expectore, il a de la dyspnée et perd ses forces. Il est pâle, maigre, ses chairs sont molles.

A la percussion, matité au sommet des deux poumons.

A l'auscultation, râles humides au sommet du poumon droit avec un petit souffle. Râles humides au sommet du poumon gauche. Il a des sueurs nocturnes.

Température soir, 37°5. Pouls fréquent.

29 mai. — Le malade n'a pas dormi la nuit dernière.

Température soir, 37°4.

30 mai. — Température soir, 37°5.

31 mai. — Température soir, 37°1.

1er juin. — Température soir, 37°3.

2 juin. — Température soir, 37°.

La percussion et l'auscultation me font constater une petite amélioration. La toux et les crachats diminuent.

3 juin. — Température soir, 37°1.

4 juin. — Température soir, 37°.

5 juin. — Température, 37°. Le malade part pour son pays.

9 juin. — Soir pas de fièvre.

10 juin. — Matin. La toux est toujours la même, les crachats ont beaucoup diminué.

A l'auscultation et à la percussion, les signes locaux se sont beaucoup améliorés.

12 juin. — Son oncle me raconte que M. D... se porte bien.

23 août. — Le malade a bonne mine et je ne trouve à l'auscultation et à la percussion qu'un peu de submatité dans la région sus-épineuse droite, et la respiration un peu rude.

Il tousse très peu, crache une ou deux fois seulement par jour et le matin des crachats blanchâtres.

Septembre. — Mon malade est très bien portant,

88ᵉ OBSERVATION.

M. J... D..., de Calamata, 23 ans, marchand de tabac, **Amélioration**. — Traitement d'autres confrères. **Mort**.

M. J. D... a des hémoptysies depuis un an. Il tousse, crache, etc.

Janvier 1891. — A la suite d'une troisième hémoptysie, il vient à ma consultation. A l'examen, je trouve de la submatité au sommet du poumon droit.

A l'auscultation, respiration faible et quelques râles disséminés.

Le malade est pâle et maigre. Je le soumets à un traitement autre que celui des inhalations. Mais voyant son état s'aggraver, je lui ordonne le **sulfure de carbone**. Il continue ce traitement pendant 20 jours. Au bout de ce temps, la toux et les crachats ont diminué ; la tristesse a disparu ; l'embonpoint reparaît ; et le malade, se croyant guéri, reprend ses occupations,

20 avril 1891. — On me fait appeler pour une autre hémoptysie. Le malade a craché une grande quantité de sang. Sa température dépasse 39°, il tousse beaucoup.

21 avril. — Le malade a rendu moins de sang, mais plus de crachats que la veille.

A la percussion : matité dans la moitié supérieure du poumon droit ainsi qu'au sommet du poumon gauche.

A l'auscultation : râles humides et crépitants au sommet du poumon droit. Murmure respiratoire faible et rude au sommet du poumon gauche.

Le malade tousse et crache beaucoup.

24 avril. — Il ne crache plus de sang. Crachats abondants et muco-purulents. Les signes locaux s'accentuent.

J'ordonne les inhalations de **sulfure de carbone**.

29 avril. — Le malade se sent mieux.

30 avril. — Il tousse et crache moins. Ses crachats deviennent blanchâtres. Rien au poumon gauche. Les signes locaux du côté droit sont sensiblement améliorés.

1er mai. — Le malade peut maintenant sortir et se promener en ville. Les forces reviennent.

5 mai. — Malgré ma défense, il part pour Athènes où on lui fait cesser les inhalations.

2 juin. — Le malade est revenu à Calamata dans un état désespéré.

4 juin. — Mort.

89e Observation.

M. J. B..., de Laconie, 13 ans. **Amélioration**. N'a pas continué le traitement.

Le jeune J. B... a eu 7 frères, 3 morts en bas âge et quatre vivants.

Depuis le mois de janvier 1890, il tousse et crache, ses forces diminuent, il a des sueurs nocturnes.

17 juin 1891. — Le jeune malade est pâle et maigre, il a une dyspnée caractéristique ; il tousse, crache ; ses crachats sont muco-purulents.

Fièvre dans l'après-midi.

A la percussion, matité au sommet du poumon gauche en avant et en arrière. Submatité au milieu du poumon droit et du poumon gauche en arrière.

A l'auscultation : râles humides et léger souffle au sommet du poumon gauche.

Frottements et souffle au milieu et en arrière des deux côtés.

18 juin. — Pas de fièvre. J'ordonne les inhalations de sulfure de carbone.

19 juin. — Crachats plus abondants que les autres jours.

20 juin. — La nuit dernière a été bonne.

24 juin. — Matité au sommet du poumon gauche. Respiration rude. Pas de râles. En arrière, frottements des deux côtés, mais surtout à droite.

25 juin. — Pas de fièvre. La toux, les crachats, les sueurs nocturnes sont modérés. Il part pour son pays.

90e Observation.

M. D... Ph..., de Pylia (Grèce), 20 ans. **Amélioration**.
N'a pas continué le traitement
Pas d'antécédents héréditaires à noter.
Depuis 3 mois il tousse, il sent une pesanteur, et, de temps en temps, une légère douleur dans le ventre. Ses forces diminuent.
27 juin. — Le malade est pâle et maigre. Il a un peu de dyspnée. Le pouls est fréquent, les chairs sont molles. Légère diarrhée. Sueurs nocturnes.
A la percussion, matité au poumon gauche.
A l'auscultation, râles humides et souffle.
2 juillet. — Il tousse un peu moins.
Légère diarrhée qui persiste.
6 juillet. — Diarrhée. Les signes locaux sont bons.
7 juillet. — La diarrhée persiste.
9 juillet. — A la percussion et à l'auscultation je ne trouve qu'une légère submatité, de la faiblesse du murmure respiratoire.
10 juillet. — Plus de diarrhée.
18 juillet. — Rien du côté du poumon. Mais la diarrhée cesse et reparaît alternativement.
19 juillet. — Quatre garde-robes.
25 juillet. — La diarrhée reste la même.
Rien du côté du poumon.

91e Observation.

M. N... P..., de Messène (Grèce), 25 ans, cultivateur, célibataire. Un frère mort tuberculeux. **Guérison**.
13 juillet 1891. — Le malade, depuis 35 jours, tousse, crache et perd ses forces. De temps en temps il a de la fièvre, des sueurs nocturnes. Inappétence. Pouls fréquent.
A la percussion, matité dans les régions sus et sous-claviculaire jusqu'à la 4e côte en avant, ainsi que dans les régions sus et sous-épineuse droites.
Submatité dans la région sus-épineuse gauche.
A l'auscultation, râles humides et craquements au sommet du poumon droit. Respiration rude et quelques râles au sommet du poumon gauche.
Soir : Température, 37°1.
14 juillet. — Soir : Température, 37°2.
16 juillet. — Soir : Température, 37°.
17 juillet. — Soir : Température, 39°2. Antipyrétiques.
18 juillet. — Soir : Température, 37°2.

19 juillet. — La toux, les crachats et les signes locaux sont modérés.

20 juillet. — Soir : Température, 37°3

21 juillet. — Soir : Température, 37°. Diarrhée.

22 juillet. — Soir : Température, 38°2. Diarrhée.

23 juillet. — Soir : Température, 37°.

24 juillet. — Soir : Température, 38°1.

25 juillet. — Soir : Température, 37°2. Diarrhée.

27 juillet. — Soir : Température, 37°1. Il ne tousse ni ne crache plus.

29 juillet. — Soir : Température, 37°.

30 juillet. — Soir : Température, 36°9.

31 juillet. — Soir : Température, 37°.

1er août. — A la percussion, légère submatité dans la région sous-claviculaire droite.

A l'auscultation, Respiration peu rude.

Le malade gagne de l'embonpoint. Il part pour son pays.

8 août. — Il ne se plaint plus de rien.

Rien d'anormal à la percussion, ni à l'auscultation.

92e Observation.

Mme N... E..., de Calamata (Grèce), 33 ans, bien réglée. **Guérison.** Son père, deux de ses oncles sont morts tuberculeux. Sa sœur, atteinte l'an dernier de la même maladie, s'est guérie par le même procédé.

En janvier 1890. — Cette dame me fait appeler pour un mal au genou. Je diagnostique une synovite aiguë. Pendant le cours de cette maladie, Mme N... contracte du catarrhe bronchique. Elle tousse et crache beaucoup. Je la soigne avec le Dr Œconomopoulos, mais sans succès. Nous la mettons enfin au sulfure de carbone et au bout de 15 jours tous les symptômes ont disparu.

Avril 1891. — La toux reparaît. Je veux essayer d'un autre traitement et je conseille des voyages. Ma malade en revient sans amélioration.

A la percussion, je constate de la submatité au sommet du poumon gauche en avant et en arrière.

A l'auscultation, râles humides.

12 juillet 1891. — Ma malade perdant ses forces, je prescris de nouveau les inhalations de sulfure de carbone.

27 juillet. — Elle ne tousse plus qu'un peu le matin.

Août. — Elle se porte tout à fait bien.

93ᵉ Observation.

M. An... S..., de Laconie, 22 ans, célibataire. — **Guérison**.

Après avoir eu froid, le malade commence à tousser en janvier 1891. — Il a deux hémoptysies consécutives. Au mois de mai il commence à sentir une douleur à la moitié gauche du thorax. La toux est en même temps devenue plus fréquente et la fièvre s'allume de temps en temps.

3 août 1891. — Le malade est pâle. Il tousse et expectore des crachats muco-purulents. Il a des sueurs nocturnes et ne peut pas se coucher sur le côté droit. Pouls fréquent, inappétence.

A la percussion : matité dans les régions sus et sous-claviculaire et sus et sous-épineuse droites.

A l'auscultation : râles crépitants et humides, ainsi qu'un petit souffle au sommet du même poumon.

Température soir, 37°2.

5 août. — Température soir, 37°1.

6 août. — Température soir, 37°2.

7 août. — Température soir, 37°3. La toux augmente.

Le malade part pour son pays, mais continue les inhalations de **sulfure**.

12 août. — Son embonpoint reparaît et lui-même déclare se sentir beaucoup mieux, il peut maintenant gravir des montagnes. Il tousse et crache moins.

A la percussion, de la submatité.

A l'auscultation, quelques râles et respiration faible.

Température : Matin, 36°9. — Soir, 37°5.

13 août. — Température : Matin, 36°8. — Soir, 37°7.

14 août. — Température : Soir, 37°5.

15 août. — Température : Soir, 38°.

16 août. — Température : Soir, 37°.

17 août. — Température : Soir, 37°3.

18 août. — Température : Soir, 37°4.

19 août. — Diarrhée a disparu. Température soir, 37°2.

20 août. — Température : Soir, 37°1. Un peu de diarrhée.

21 août. — Température : Soir, 37°4. Quatre garde-robes.

Il repart pour son pays.

29 août. — Température, 37°4. Il a eu de la diarrhée pendant son séjour dans son pays où il y a une épidémie de diarrhée.

30 août. — Température : 37°5.

10 septembre. — Température : 38°1. Les signes du côté du poumon droit sont sensiblement améliorés.

11 septembre. — Température : 37°3.

19 octobre.—L'embonpoint reparaît. Le malade ne tousse plus et n'avait pas de fièvre pendant ces jours derniers, ni de sueurs nocturnes.

Faiblesse du murmure respiratoire.

6 octobre 1891. — Le malade se porte tout à fait bien.

94° Observation.

M. P... D..., de Pylia (Grèce), 18 ans. — **Amélioration**.
N'a pas continué le traitement.
Antécédents héréditaires nuls.

3 août 1891. — Depuis l'an dernier il tousse et crache à la suite d'une maladie qu'il avait contractée. Il perd ses forces et a des sueurs nocturnes. Il est pâle, maigre. Pouls et respiration accélérés. Il a eu plusieurs hémoptysies.

A la percussion. Matité dans les régions sus-épineuse et sous claviculaire droite. — Submatité dans la région sus-épineuse gauche.

A l'auscultation, râles crépitants au sommet du poumon droit. Respiration rude au sommet du poumon gauche. Pas de fièvre.

5 août. — Crachats muco-purulents.

8 août. — Le malade se sent plus faible, je fais supprimer les inhalations.

9 août. — Il les recommence.

13 août. — Le malade n'a pas du tout craché la nuit dernière. Il part pour son pays.

27 août. — Il me déclare qu'il tousse très peu le matin sans cracher. Il reprend ses forces et son embonpoint.

A la percussion, submatité dans la même région que précédemment.

A l'auscultation, murmure respiratoire rude et quelques petits râles.

3 octobre. — Le malade est florissant.

A la percussion, submatité seulement dans la région sus-épineuse droite.

A l'auscultation, respiration faible.

95° Observation.

M. M... M..., de Calamata (Grèce), 28 ans, serrurier, célibataire.
Guérison. Un parent mort de tuberculose pulmonaire.

17 août 1891. — Il a commencé à tousser depuis plus de trois mois et depuis un mois ses crachats sont muco-purulents. Il perd

ses forces, a des sueurs nocturnes, de l'inappétence. Il est pâle, un peu de dyspnée, ses chairs sont molles.

A la percussion, submatité des régions sous-claviculaire et sous-épineuse droite.

A l'auscultation, râles humides et respiration faible au sommet du même poumon.

Respiration rude au sommet du poumon gauche.

24 août. — Grande amélioration constatée par la percussion et l'auscultation.

4 septembre. — Le malade tousse un peu le matin sans cracher. A la percussion et l'auscultation, je ne trouve qu'une petite submatité dans la région sus-épineuse droite.

Octobre. — Mon malade est bien portant.

96e OBSERVATION.

Mme S... A..., de Pylia (Grèce), 50 ans. **Guérison.** Son mari est mort, depuis longtemps, de la fièvre typhoïde ; une de ses filles, d'une maladie chronique des poumons. Une de ses amies intimes, dont elle avait partagé l'existence et même le lit, est morte de la tuberculose. Sa fille est tombée malade après la mort de cette amie.

25 août 1891. — Elle tousse depuis longtemps déjà, mais il y a 6 mois que la toux est devenue fréquente. Elle crache peu. Elle a eu des hémoptysies pendant 6 jours. Elle ne peut pas se coucher sur le côté gauche. Sueurs nocturnes. Affaiblissement général.

A la percussion, matité dans la moitié supérieure du poumon gauche en avant et en arrière.

A l'auscultation, râles crépitants et humides. Murmure respiratoire très faible.

9 septembre. — La malade se sent beaucoup mieux.

Elle ne tousse pas comme auparavant et n'a presque plus de sueurs nocturnes.

Elle peut se coucher sur le côté gauche.

A la percussion et à l'auscultation, je constate une grande amélioration.

21 septembre. — Elle reprend de l'embonpoint et les signes locaux ont presque complètement disparu.

3 octobre. — La malade se porte tout à fait bien.

97e OBSERVATION.

M. B... P..., de Calamata (Grèce), 18 ans. Elève au lycée. **Guérison.** Son père, un de ses frères, deux de ses sœurs et un de ses cousins germains sont morts de tuberculose pulmonaire.

Juin 1891. — Ce jeune homme vient à ma consultation et me déclare que déjà l'an dernier il a toussé pendant quelque temps. A présent il crache et tousse, il a des sueurs nocturnes et ses forces diminuent.

Il a la figure très délicate, un peu de dyspnée. Le pouls est fréquent, les chairs molles.

A la percussion, matité au sommet du poumon gauche en avant. Submatité au sommet du poumon droit en arrière.

A l'auscultation. Respiration rude. On entend quelques râles et de petits frottements.

J'ordonne les toniques : gaïacol, les expectorants, une bonne nourriture, la vie en plein air et au bord de la mer et je lui fais, chaque semaine, une cautérisation au thermo-cautère.

7 août. — Pas de mieux. Mon malade perd ses forces et la température s'élève dans l'après-midi à 37°6. Je prescris les inhalations de **sulfure de carbone**.

8 août. — Température, 37°4.

9 août. — Température, 37°2.

10 août. — Température, 37°2.

11 août. — Température, 37°1.

Le malade se sent beaucoup mieux. Il part pour Athènes.

7 septembre. — Son frère m'apprend que les médecins d'Athènes ont porté le même diagnostic et l'ont déclaré incurable.

2 octobre. — Je le remets au même traitement.

10 octobre. — Le malade se sent mieux. Je constate moi-même une grande amélioration. Quittant mon pays, je laisse le malade aux soins du Dr Œconomopoulos qui emploie le même procédé.

Février 1892. — J'apprends par une lettre du Dr Œconomopoulos que le jeune B... P... se porte bien. On ne trouve plus rien à la percussion, ni à l'auscultation ; le jeune homme a engraissé et continue ses études.

98e OBSERVATION.

M. P... K..., de Calamata (Grèce), 37 ans. Employé. **Guérison.**

A eu l'influenza, il crache du sang et a failli mourir. Depuis cette époque, il tousse et crache un peu, et perd peu à peu ses forces.

Août 1891. — Il ne peut ni marcher, ni tenir une longue conversation, sans être pris de dyspnée. Il est pâle, tousse ; ses crachats sont muco-purulents, il a des sueurs nocturnes.

A la percussion, matité au sommet du poumon droit en avant et en arrière.

A l'auscultation, râles humides.

Je lui ordonne les toniques et les expectorants.

Je conseille une bonne nourriture et des promenades au bord de la mer.

19 août. — Pas d'amélioration.

27 août. — Pas d'amélioration.

9 septembre. — Son état s'aggrave. J'ordonne alors les **inhalations de sulfure de carbone.**

16 septembre. — Le malade crache davantage. Mais la dyspnée est moins forte. La parole et la marche sont devenues plus faciles.

22 septembre. — Il tousse et crache moins.

A la percussion : submatité.

A l'auscultation : respiration rude.

Le malade part pour un petit voyage à Athènes.

6 octobre. — Lors de son départ le malade a cessé les inhalations.

A l'auscultation, râles crépitants et humides.

A la percussion, matité à la même région qu'auparavant.

Il reprend les inhalations.

10 octobre. — Je constate une grande amélioration.

« Février 1892. — Une lettre du D^r Œconomopoulos m'apprend
« que M. P... K... est guéri par votre procédé. Depuis le mois d'oc-
« tobre 1891, il se porte tout à fait bien, et l'on ne trouve plus rien
« d'anormal en l'examinant ».

D^r ŒCONOMOPOULOS.

99e OBSERVATION.

Mme J... K... de Calamata (Grèce), 23 ans, primipare, mal réglée.
Guérison.

Mme J... K... a perdu un frère, une sœur et un oncle par la tuberculose pulmonaire. Son père et sa mère sont morts de maladies inconnues.

29 août 1891. — Depuis quelque temps, Mme J... K... tousse, crache, a des sueurs nocturnes, des étourdissements, perd ses forces. Pas d'appétit. Elle est pâle ; les chairs sont molles. Elle a eu une hémoptysie.

A la percussion, submatité à la moitié inférieure du poumon gauche.

A l'auscultation, râles humides au sommet du même poumon ; j'entends un frottement à un doigt au-dessous de la région sous-claviculaire gauche.

Pouls fréquent. Température soir, 38°2.

Inhalations.

30 août. — Température soir, 38°5.

11 septembre. — Pendant mon absence, Mme J... K... se plaint d'avoir beaucoup souffert. Ses médecins, MM. Alifiris et Lyyas lui ont mis des vésicatoires et ont porté le même diagnostic que moi. L'un d'eux a même confié à son mari qu'il désespérait de la sauver. Mme J... K... continuait les inhalations.

12 septembre. — Toux fréquente, crachats muco-purulents.

17 septembre. — Les crachats augmentent.

18 septembre. — La toux et les crachats diminuent. Mme J... K... se sent mieux.

19 septembre. — Crachats blanchâtres.

A la percussion, légère submatité; à l'auscultation, râles sibilants.

24 septembre. — Faiblesse, étourdissements. La malade tousse à peine. A peine quelques signes anormaux à l'auscultation et à la percussion.

Elle interrompt les inhalations.

28 septembre. — Ma malade reprend les inhalations.

30 septembre. — Maux de tête, étourdissements.

2 octobre. — A peine de toux.

5 octobre. — Nouveaux étourdissements.

8 octobre. — Elle ne se sent plus oppressée lorsqu'elle respire.

9 octobre. — Submatité à peine sensible et quelques légers râles disséminés.

Le D^r Œconomopoulos m'écrit que Mme J... K... se porte bien.

Treize cas de tuberculose pulmonaire

TRAITÉS AU MOYEN DU SULFURE DE CARBONE

Par le D^r Œconomopoulos, médecin militaire.

Communication du Dr Georges COROMILAS.

Ire Observation.

M. Constantin, Kout.... de Calamata (Grèce), 50 ans, employé, marié, sans enfant.

Tuberculose pulmonaire à la dernière période. **Guérison** des poumons. **Faiblesse. Mort.**

M. Constantin Kout.... fut tout d'abord soigné par plusieurs médecins sans obtenir aucune amélioration de son état.

13 février 1890. — On m'appelle auprès de lui. Après examen sérieux, je diagnostique une tuberculose des deux poumons.

14 février. — Je prescris les **inhalations de sulfure de carbone** mélangé au phosphate de chaux, suivant le mode établi par le Dr G. Coromilas.

19 février. — Amélioration très sensible.

3 mars. — Sueurs abondantes, surtout de la poitrine. Le malade inhalait avec excès. Je supprime les inhalations.

4 mars. — L'appétit reparaît.

5 mars. — Le malade reprend les inhalations.

8 mars. — M. Constantin Kout.... se plaint l'après-midi de douleurs très fortes, principalement aux pieds. Je prescris l'anti-pyrine et le valérianate de quinine.

12 mars. — La fièvre continuant, je prescris le sulfate de qui-nine.

13 mars. — La fièvre disparaît au matin pour reparaître le soir.

15 mars. — Le malade a supprimé les inhalations depuis hier.

20 mars. — Les signes pathologiques sont bien moins accentués.

30 mars. — Plus de toux, ni de crachats.

12 avril. — Pas d'appétit.

16 avril. — Diarrhée.

17 avril. — En auscultant le malade, j'entends quelques râles crépitants au sommet droit ; pas d'autre signe.

27 avril. — Le malade a été en s'affaiblissant peu à peu. Il est mort aujourd'hui.

Pendant les derniers jours de son existence, le Dr Coromilas et moi n'avons pu constater qu'un peu de matité disséminée, quelques râles au sommet droit et de la rudesse du murmure respiratoire.

On ne nous a pas permis l'autopsie.

IIe Observation.

Mlle Sophie B...., de Calamata (Grèce), 10 ans. **Guérison.**

9 mars. — Mlle Sophie B... venait de faire une maladie et s'était rétablie depuis quelques mois, lorsqu'elle tombe malade de nouveau le 9 mars. Dans l'après-midi sa température monte à 39°. La malade est pâle. Elle tousse et crache.

Je fais le diagnostic d'une tuberculose pulmonaire.

Je prescris les toniques, antipyrétiques et badigeonnages de teinture d'iode.

13 mars. — Inhalations de sulfure de carbone.

14 mars. — Les sueurs nocturnes n'ont pas disparu.

7, 8, 9, 10 avril. — Mlle Sophie B.... va très bien.

Observation III.

Mlle Starroula K... Ch..., de Calamata (Grèce), 19 ans. — **Guérison.**

27 janvier 1890. — Mlle Starroula K... Ch... a tous les symptômes d'une phtisie galopante. Depuis longtemps, la fièvre paraît tous les jours. Les règles sont complètement supprimées depuis deux mois. Je l'ai mis sous le traitement du sulfure de carbone.

10 février. — Pas de fièvre. Tous les symptômes s'amendent.

11 février. — Pas de fièvre.

23 février. Le malade ne tousse plus. L'auscultation ne me fournit plus de signes pathologiques.

1 mars. — Les règles reparaissent.

8 mars. — Mlle Starroula K... Ch... est en bonne santé.

IVe Observation.

M. Athanassios G..., de Calamata (Grèce), 32 ans. **Amélioration très sensible**. Abandonne le traitement.

M. Athanassios G... a déjà eu 4 hémoptysies.

Matité étendue à tout le poumon gauche, en avant et en arrière, avec râles crépitants et humides, etc....

30 avril 1890. — Inhalations de sulfure de carbone.

7 mai. — Grande amélioration des signes et des symptômes pathologiques. Le malade part pour son pays.

Juin. — Je n'ai pas revu M. Athanassios G....

Ve Observation.

M. Alex... de Laconie (Grèce), 36 ans. Sous-lieutenant.
Guérison des poumons. — Faiblesse. — Mort.

Du 6 au 10 avril, le sous-lieutenant Alex.... avait eu plusieurs hémoptysies.

10 avril 1890. — Le malade est très faible. Ongles hippocratiques.

A la percussion, matité au sommet du poumon gauche en avant et en arrière.

A l'auscultation, râles crépitants et humides, et craquements à la même région. — **Inhalations de sulfure de carbone.**

	Matin t.		Soir t.	
	Matin t.	36°5	Soir t.	38°5
11 avril	»	37°	»	37°5
13 »	»	»	»	37°5
14 »	»	»	»	37°5
15 »	Les sueurs nocturnes sont moins abondantes.			
			Soir t.	38°
16 »			»	37°1
17 »			»	37°3
18 »			»	37°5
19 »			»	37°5
20 »			»	37°5
21 »			»	37°4
22 »			»	37°5
23 »	Matin t.		Soir t.	37°5
24 »	»		»	37°
25 »	»		»	»
26 »	»		»	37°3
27 »	»		»	37°2
28 »	»		»	37°2 Coliques.
29 »	»		»	37°2
30 »	»		»	38°
1er mai	»		»	38°3
2 »	»		»	37°3
3 »	»		»	37°8
4 »	»		»	37°5
5 »	»		»	37°
6 »	»		»	37°2
7	»		»	37°5

8	Mai	Matin t.		Soir t.	37°9	Constipation.
9	»	»		»	37°5	
10	»	»		«	38°5	
11	»	»		»	3°°5	
13	»	»		»	37°7	
14	»	»		»	37°4	
15	»	»		»	37°5	
16	»	»		»	37°2	
17	»	»		»	37°7	
18	»	»		»	38°2	Diarrhée.
19	»	»		»	37°7	Pas de diarrhée.
20	»	»		»	37°5	
21	»	»		»	37°6	Diarrhée.
22	»	»		»	37°4	
23	»	»		»	37°2	Pas de diarrhée.
24	»	»		»	37°4	
25	»	»		»	37°8	
26	»	»		»	37°5	
27	»	»		»	37°4	
28	»	»		»	37°5	Il tousse davantage.
29	»	»		»	37°6	
30	»	»		»	38°2	
1er	juin	»		»	38°	
2	»	»		»	38°4	
3	»	»		»	38°1	
4	»	»		»	37°6	
5	»	»		»	38°2	
6	»	»		»	38°	Les sueurs nocturnes

ont reparu, mais peu abondantes.

| 7 | juin | Matin t. | | Soir t. | 38°8 | Je ne puis constater |

que la respiration bronchique au sommet gauche.

8	juin	Matin t.		Soir t.	38°	
7	»	»		»	37°7	
10	»	»		»	37°4	
11	»	»		»	37°5	
12	»	»		»	37°8	
13	»	»		»	37°8	
14	»	»				A part un peu de rudesse du murmure respira-

toire, rien d'anormal aux poumons. Mais le ventre est ballonné
et douloureux à la pression ; tympanisme. La tuberculose a
envahi le tube digestif.

15	»	Matin t.	37°4	Soir t.	37°6	
16	»	»	37°	»	38°4	
17	»	»		»	37°8	
18	»	»		»	38°	

19 Juin   Matin t.   «   Soir t.   38°1.

20   »   Il retourne chez lui, afin de changer un peu de climat.

Deux lettres du malade :

Première. — « Depuis cinq jours, je n'ai plus de fièvre, ni le « matin, ni le soir..... »

30 juin 1890.

Deuxième. — « Je n'ai plus de fièvre ; mais, malheureusement, je « souffre beaucoup de l'estomac. Je le sens toujours gonflé et je ne peux rien digérer..... »

5 juillet 1890.

Le malade prend très bien sa température lui-même et me l'envoie régulièrement à partir du 14 juillet 1890.

15 juillet. — Matin, T. 37°. — Soir, T. 37°7.

16 juillet. — Matin, 36°9. — Soir, 37°1.

17 juillet. — Matin, 37°. — 37°5.

Le malade présente la même température jusqu'au 8 du mois d'août. A cette date, la température commence à s'élever.

Pendant mon absence, on demanda la visite du Dr G. Coromilas.

« Voyant les parents peu aisés et dans l'impossibilité de faire » suivre au malade le traitement nécessaire, il leur fit part de son » pronostic et l'on supprima tout traitement. — Le malade mourut » à la fin du mois de septembre 1890.

» M. Alex.... avait été visité en juillet par un médecin de son » pays. Le frère du malade ayant demandé à ce docteur ce qu'il » pensait, celui-ci répondit : « ... Mon ami, le malade ne présente » aucun signe pathologique à l'auscultation. Je ne puis m'expliquer » une faiblesse que n'accompagnent aucuns symptômes d'une » maladie grave... »

Dr Coromilas.

VIe Observation.

M. E... S..., de Calamata (Grèce), 40 ans, cultivateur, marié. **Guérison.**

Pas d'antécédents héréditaires.

10 juin 1890. — Le malade vient à ma consultation.

J'apprends qu'il a eu une pneumonie remontant à 4 mois. Deux mois après la guérison de cette maladie, il est pris d'une hémoptysie abondante.

M. E... S... est pâle et maigre. Les chairs sont molles. Dyspnée. Toux fréquente, crachats muco-purulents. Sueurs nocturnes.

Le malade ne peut rester longtemps couché sur son côté gauche.

A la percussion, matité aux deux sommets, en avant et en arrière.

A l'auscultation, râles humides et sibilants disséminés.

Je prescris les expectorants, les toniques, etc..

13 juin. — **Usage du sulfure de carbone.**

18 juin. — Il survient une légère hémoptysie. Je prescris les hémostatiques.

Septembre 1890. — Mon malade se porte très bien.

VIIe Observation.

Mlle E... N..., de Calamata (Grèce), 18 ans. — **Mort.**

La mère de Mlle E... N... est morte tuberculeuse il y a quelque temps.

Mlle E... N... a eu une hémoptysie il y a sept mois. Depuis elle tousse et s'affaiblit. Je trouve le poumon droit attaqué.

19 octobre 1890. — Je prescris l'antipyrine et le sulfate de quinine.

3 novembre. — Vomissements bilieux, inappétence, sueurs abondantes. Je lui fais supprimer les inhalations.

4 novembre. — La malade est un peu mieux.

5 novembre. — Vomissements à deux reprises différentes.

7 novembre. — Pas de sueurs nocturnes.

9 novembre. — La malade reprend les inhalations.

10 novembre. — Pas de sueurs nocturnes. La malade tousse très peu et crache à peine. L'auscultation de la poitrine ne me fournit aucun signe pathologique.

15 novembre. — Sueurs nocturnes.

21 novembre. — La malade est morte pendant un accès de dyspnée intense. L'autopsie n'a pas été autorisée.

VIIIe Observation.

Mlle Ch.. M..., de Calamata (Grèce), 17 ans.

Phtisie galopante avancée. Sulfure de carbone. **Guérison.**

17 août 1890. — Mlle Ch... M... est malade depuis quelques mois. Elle a été soignée jusqu'à ce jour par le Dr Chris..., qui, voyant son état désespéré, l'abandonna.

La malade est pâle, faible ; elle tousse et crache beaucoup. Les règles sont supprimées depuis plusieurs mois. Bref, Mlle Ch... M... est à la dernière période de la tuberculose pulmonaire.

Bien que l'état de la malade me paraisse désespéré à moi aussi,

Je prescris cependant les inhalations de sulfure de carbone en même temps que les toniques et les antipyrétiques.

5 octobre. — Les règles ont fait leur réapparition.

10 octobre. — Les règles sont arrêtées.

1er novembre. — Les règles étant revenues, je supprime les inhalations.

6 novembre. — La malade reprend les inhalations.

11 novembre. — Diarrhée.

12 novembre. — Pas de diarrhée.

25 novembre. — Pas de fièvre. La malade ne tousse plus et reprend de l'embonpoint.

Avant que le Dr G. Coromilas quitte la Grèce, nous examinons ensemble ma malade et nous ne pouvons rien trouver d'anormal.

IXᵉ Observation

M. V..., 22 ans, caporal. — **Guérison**.

19 octobre 1890. — M. V... est atteint d'une pneumonie gauche. Matité et souffle très net.

21 octobre. — Matité au sommet droit et un 2ᵉ souffle. Le 3ᵉ jour la température s'abaisse à 37°, mais les autres symptômes persistent avec la même intensité. Le malade perd ses forces. Il a des sueurs nocturnes abondantes.

29 octobre. — La fièvre ectique commence :

Matin : Température 37°8. — Soir : température, 38°.

30 octobre. — Matin : température 38°. — Soir : température, 38°4.

31 octobre. — Matin : température 38°. — Soir : température 38°1.

1er novembre. — Usage du sulfure de carbone.

5 novembre. — Matin : température 36°5. — Soir : température 38°.

Souffles persistent au sommet droit et au milieu du poumon gauche. J'entends pour la première fois des râles sibilants. La matité de la région sous-claviculaire tend à s'effacer. La toux et les crachats ont diminué. Les sueurs nocturnes sont bien moins abondantes.

Le souffle persiste seulement au poumon gauche, mais il est bien moins accentué.

23, 24, 25... Mon malade n'a plus de fièvre.

1er décembre. — Légère rudesse du murmure respiratoire. Tous les autres signes pathologiques ont disparu.

Xᵉ Observation

M. Gregors, L..., de Mandinie (Grèce), 24 ans, marié. **Guérison**.

8 janvier 1891. — Les parents m'apprennent qu'il y a 6 ans le malade a eu une pleuro-pneumonie droite. L'amélioration survint au bout de 20 jours. Cependant le malade continua à cracher et tousser. Trois ans après, son état s'aggrava, puis s'améliora en six mois de temps, ce qui lui permit de se marier. Après un mois de mariage il est pris d'hémoptysie ; surviennent la fièvre ectique et tous les symptômes de la tuberculose. Tous les traitements jusqu'à ce jour n'ont pu enrayer la marche de la maladie.

Je trouve le malade dans un état désespéré. Sueurs nocturnes, faiblesse extrême, fièvre ectique, toux, crachats purulents.

A la percussion, matité étendue à tout le poumon droit et à la région sous-claviculaire gauche.

A l'auscultation, murmure respiratoire faible ; râles sous-crépitants dans tout le poumon droit ; quelques râles humides aux deux sommets.

Je le soumets à l'action du sulfure de carbone, des toniques, des antipyrétiques et des pointes de feu.

Après deux mois de ce traitement, tous les symptômes pathologiques ont disparu.

7 mars 1891. — Plus rien d'anormal à l'auscultation.

M. Gregorios L... vit de la vie de ses compatriotes sans en être le moins du monde incommodé, sans éprouver de faiblesse.

5 octobre 1891. — M. Gregorios L... est en bonne santé.

XIe Observation.

M. An... Ad..., de Megalopolis (Grèce), 27 ans, cultivateur **Pleuro-pneumonie tuberculeuse. Guérison.**

15 octobre 1891. — Il y a deux ans, M. An... Ad... fut atteint d'une pleurésie gauche, de nature tuberculeuse. Depuis cette époque le malade tousse, crache, perd ses forces, etc. Ayant été à la consultation du professeur Delyanis, on examina ses crachats et le professeur conseilla aux parents du malade de le ramener dans son pays, parce qu'il était atteint de tuberculose avancée ; on ne pouvait plus rien pour lui. Le malade consulta d'autres médecins qui lui firent tous la même réponse.

Aujourd'hui, M. An... Ad... vient à ma consultation. Il est dans un état désespéré. Très maigre, il a la fièvre, les sueurs nocturnes, la toux, les crachats, etc... Je le mets immédiatement au traitement du sulfure de carbone, des toniques, antipyrétiques, pointes de feu et antiseptique.

Après 30 jours de ce traitement, tous les symptômes locaux et généraux de la tuberculose ont disparu.

Février 1892. — M. An... Ad... a recouvré tout son embon-

XIIe Observation.

M. J... Ph..., de Calamata (Grèce), 24 ans, cultivateur, célibataire. **Guérison**.

Le frère de M. J... Ph..., également tuberculeux, fut mis par le
Dr Coromilas au traitement du sulfure de carbone et guérit de
son affection (V. Observation 3, Dr Coromilas.)

15 octobre 1891. — Le malade vient me consulter et m'apprend
qu'il a eu une hémoptysie remontant à seize mois et que, depuis
cette époque, il tousse, crache et perd ses forces.

M. J... Ph... est pâle et maigre. Il a des sueurs nocturnes, de
la fièvre, etc... A l'auscultation, je constate que les deux sommets
sont attaqués.

Je le mets au traitement du sulfure de carbone.

M. J... Ph... a depuis trois mois complètement recouvré la
santé. Je ne puis constater de signes anormaux ni à la percussion
ni à l'auscultation.

XIIIe Observation.

Mlle E... Vl..., 22 ans. **Guérison**.

Quatre de ses sœurs sont mortes de tuberculose pulmonaire.

17 octobre 1891. — Mlle E... Vl... vient me consulter et m'apprend qu'elle a eu une première hémoptysie il y a trois mois, et
que pendant le mois de septembre 1891 elle en a eu trois autres.

Mlle E... Vl... est maigre ; elle tousse et crache. Elle a de la
fièvre, des sueurs nocturnes, etc.... Les deux sommets, principa-
ment le droit, sont attaqués.

La malade, soumise pendant deux mois à l'action du sulfure de
carbone, est partie pour son pays ayant repris de l'embonpoint et
des forces.

Je n'ai pu constater qu'une légère submatité persistante et rien
autre.

Le Dr Œconomopoulos a envoyé six autres observations de
malades qui sont déjà beaucoup améliorés par le traitement
au sulfure de carbone et dont il espère la guérison complète.
Je n'ai pas cru devoir les communiquer avant que le pronostic
du Dr Œconomopoulos ne soit confirmé.

Quelques remarques

Qu'il me soit permis d'ajouter quelques remarques à la suite de ces observations. Je préviendrai ainsi, du moins je l'espère, les objections que l'on serait en droit de m'adresser.

Pour les raisons que j'ai établies aux premières pages de cette communication, il ne m'a pas été possible de faire sur le mode d'action du sulfure de carbone des études sérieuses et décisives. J'ai dû m'en tenir presque toujours à l'observation des seuls faits cliniques. Encore pourra-t-on m'objecter qu'elle manque de précision en plus d'un endroit.

Certes, il y a des lacunes, ne serait-ce que dans la façon intermittente dont la température des malades a été prise. Mais on doit songer que je n'avais à ma disposition ni clinique, ni aide, ni temps nécessaire. — Mes malades, pour la plupart, habitaient loin de Calamata et par conséquent, se prêtaient mal à un examen quotidien; cela eût nécessité un séjour à la ville trop prolongé pour leurs moyens pécuniaires.

Chez les quelques malades de Camalata même, je ne pouvais, lorsque j'avais obtenu une amélioration, multiplier les visites.

Enfin, certains malades venant me parler de leur toux et de leur faiblesse comme d'un léger rhume et me demander un médicament, je ne pouvais leur faire connaître leur état ; je les renvoyais à 8 ou 10 jours de là avec le médicament demandé, pendant tout ce temps je les perdais de vue.

En examinant les graphiques qui accompagnent ces observations, on pourra s'étonner de voir sur quelques-uns d'entre eux la courbe thermique s'abaisser sous l'influence du sulfure de carbone, puis, sans que rien n'explique ce revirement, s'élever brusquement pour s'abaisser à nouveau. Je puis en donner l'explication suivante :

Chacun sait par expérience combien il est difficile d'obtenir d'un malade livré à lui-même qu'il prenne les soins et les précautions nécessités par son état, même après amélioration.

Il veut essayer ses forces, ou bien il se croit guéri et abandonne le traitement, il fait mille imprudences et amène une rechute. J'ai eu ainsi l'occasion d'observer plusieurs récidives dont je ne me rendais maître qu'en contraignant le malade, par des observations sévères, à redoubler de soins.

Un mot à propos du traitement :

J'ai déjà dit qu'avec les inhalations de sulfure de carbone, je prescrivais les toniques et les antipyrétiques. Je ne crois pas avoir besoin de justifier l'utilité de l'emploi des toniques dans le traitement de la tuberculose. Le sulfate de quinine que j'ai employé très souvent, était indiqué en Grèce où nombre de contrées sont marécageuses et où par conséquent les fièvres intermittentes s'y observent fréquemment.

Peut-être attribuera-t-on le succès de mon traitement de la tuberculose pulmonaire à l'association des toniques, des antipyrétiques et du sulfure de carbone. Je ne saurais discuter ce point. Mais je puis avancer que ceux de mes confrères qui ont suivi mes indications et moi n'avons jamais obtenu la moindre indication chez les tuberculeux par l'emploi des toniques et des antipyrétiques seuls, tandis que nous avons fréquemment obtenu la guérison avec le sulfure de carbone.

Une dernière remarque encore :

On comprendra facilement que je n'aie pu inscrire dans mes observations le nom exact du pays de chaque malade ; j'aurais manqué à la discrétion la plus élémentaire. Je me suis donc contenté de donner le nom de la capitale de la province habitée par le malade. Si quelqu'un de mes confrères désire avoir des indications précises, sur tel ou tel malade de mes observations, je me ferai un devoir de les lui communiquer par écrit sur sa demande.

Clermont (Oise). — Imprimerie Daix frères, place Saint-André.

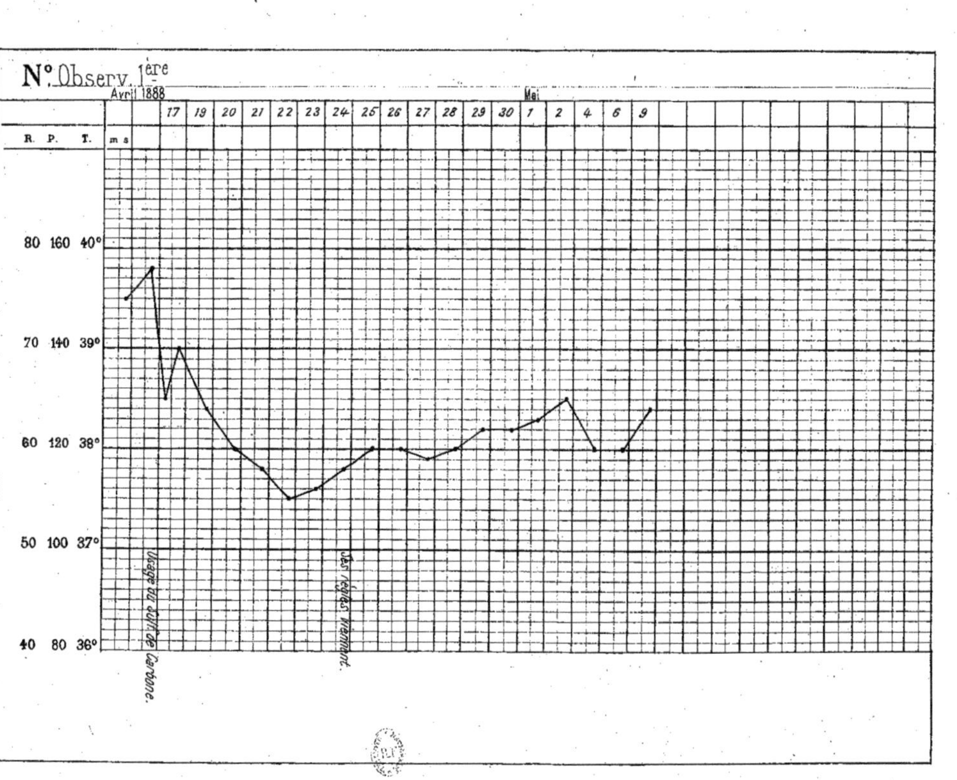
Avril 1888
Mai
17 19 20 21 22 23 24 25 26 27 28 29 30 1 2 4 6 9
R. P. T.
m s
80 160 40°
70 140 39°
60 120 38°
50 100 37°
40 80 36°
Usage du sulf. de carbone.
Les règles reviennent.

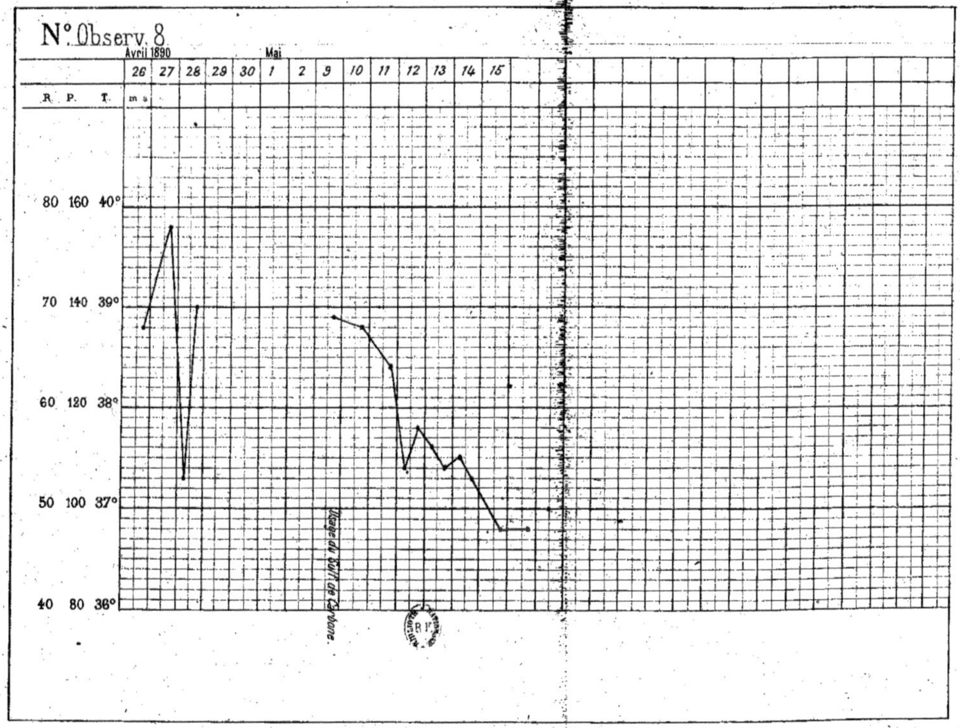

N° Observ. 8
Avril 1890
Mai
26 27 28 29 30 1 2 9 10 11 12 13 14 15
R. P. T.
m s
80 160 40°
70 140 39°
60 120 38°
50 100 37°
40 80 36°
Usage du Golf de Bayonne.

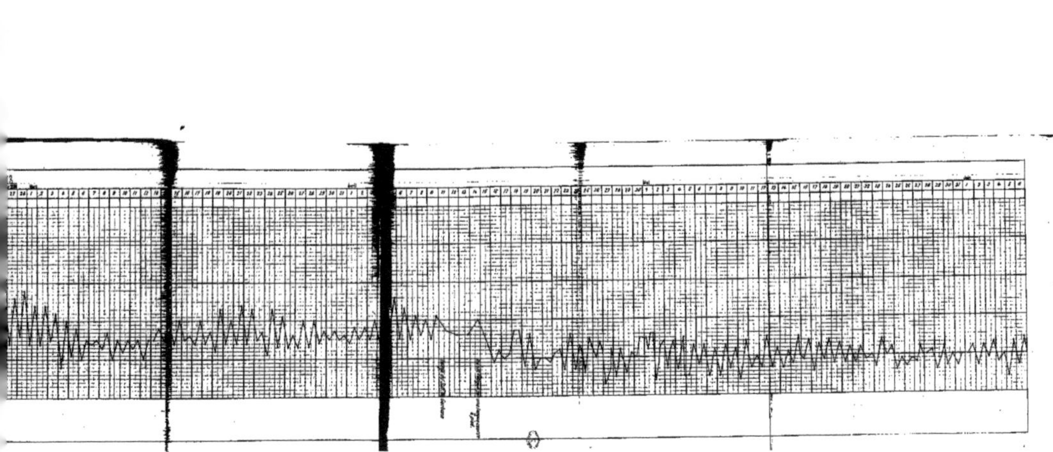

N.° Observ. 25.ᵉᵐᵉ

Octobre 1889

| R. P. T. | m s | 21 | 22 | 23 | 24 | 25 | 26 | 27 | 29 | 30 | 31 |

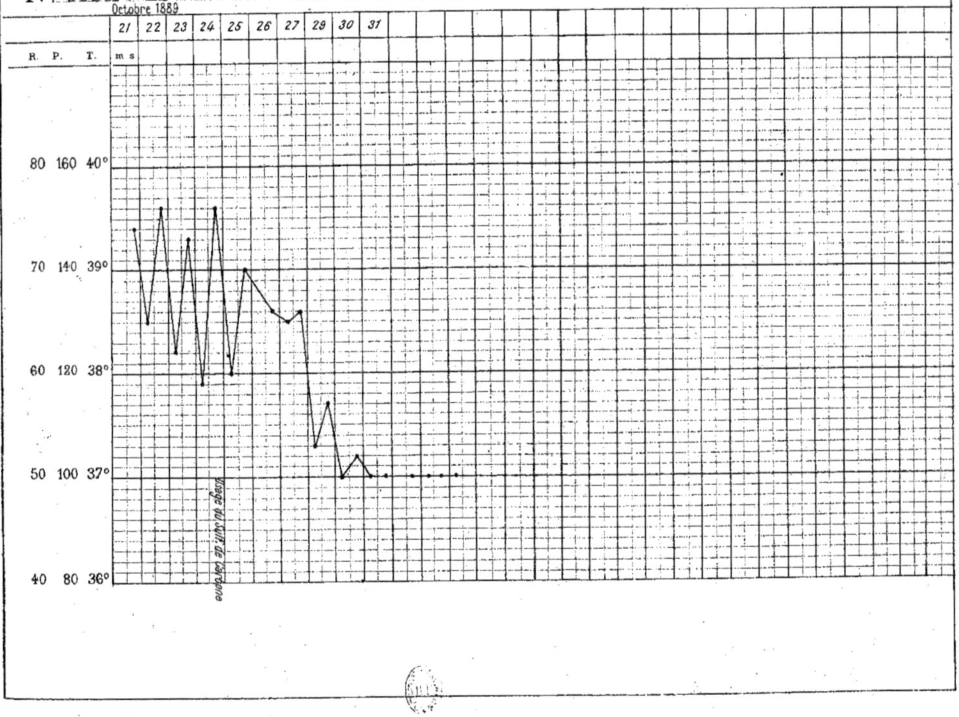

Février 1890

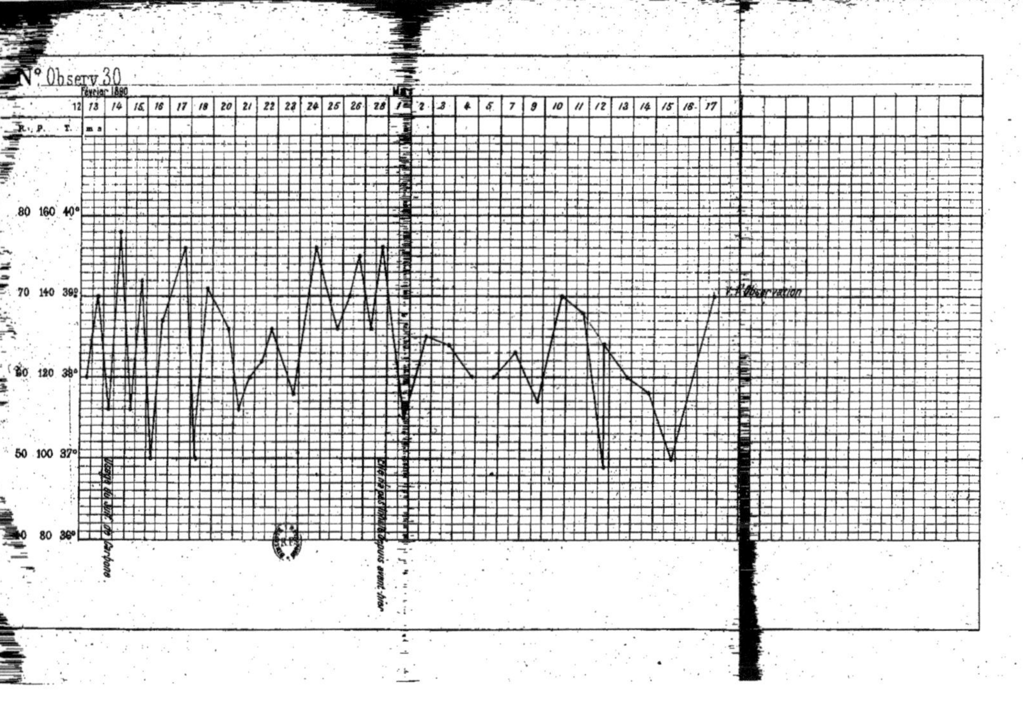

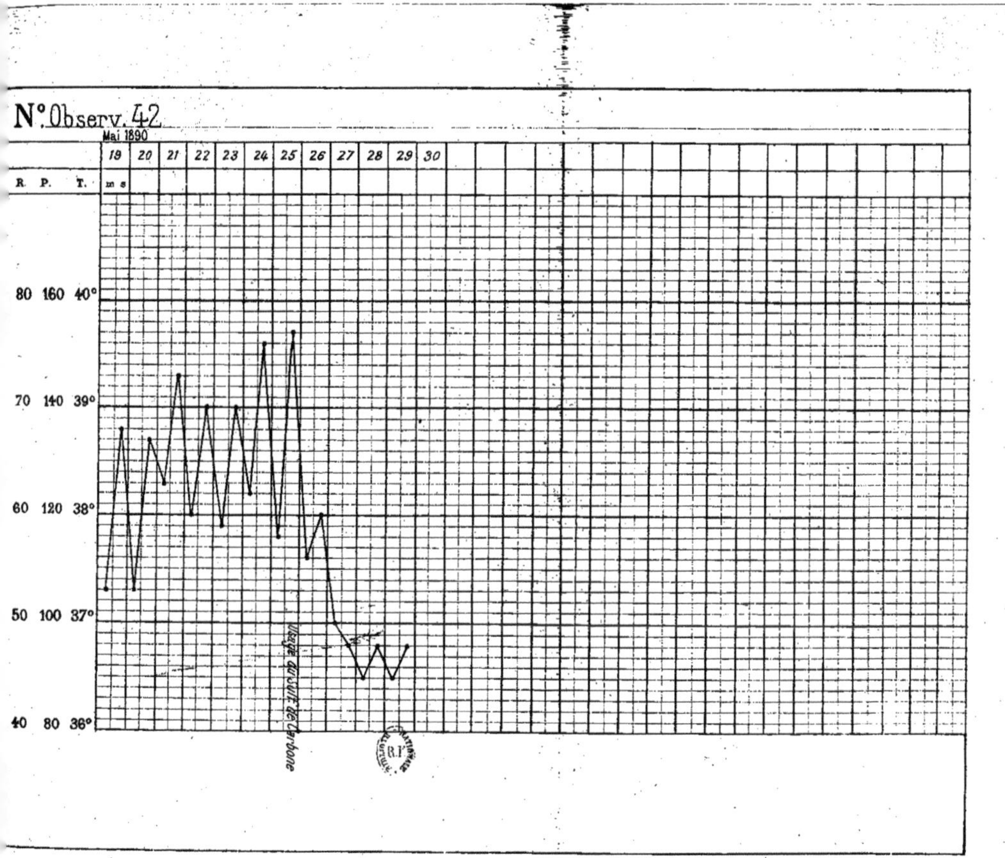

N° Observ. 42
Mai 1890
19 20 21 22 23 24 25 26 27 28 29 30
R. P. T. m s
80 160 40°
70 140 39°
60 120 38°
50 100 37°
40 80 36°
Usage du sulf. de Carbone

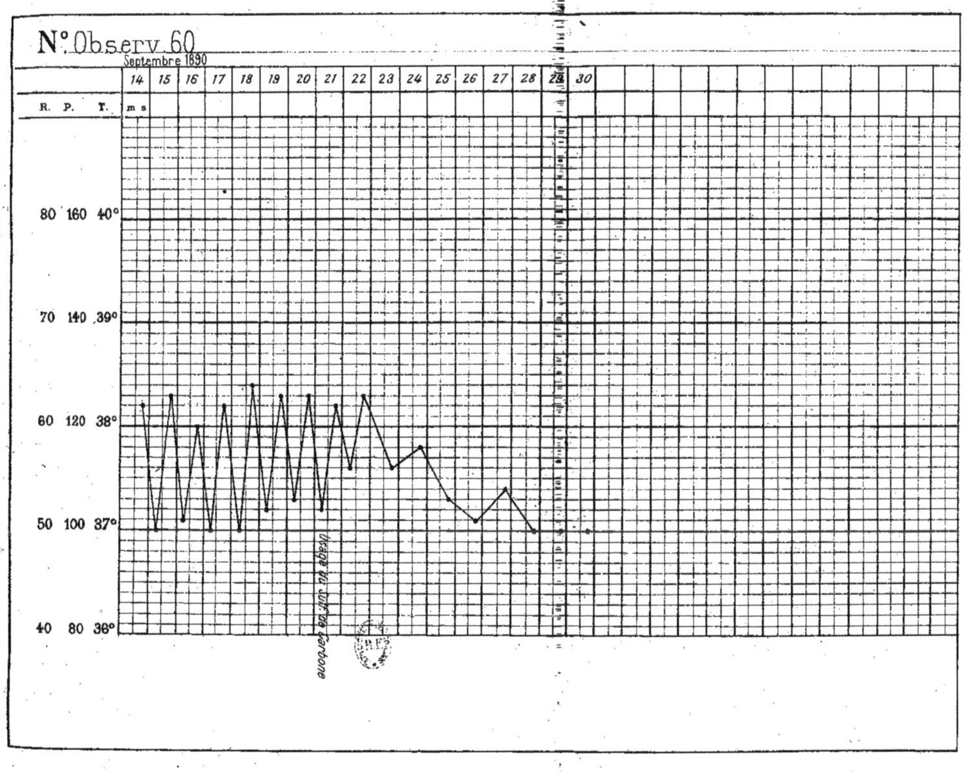

N° Observ. 60
Septembre 1890
R. P. T. | m s
14 15 16 17 18 19 20 21 22 23 24 25 26 27 28 29 30
80 160 40°
70 140 39°
60 120 38°
50 100 37°
40 80 36°
Usage du sulf. de carbone

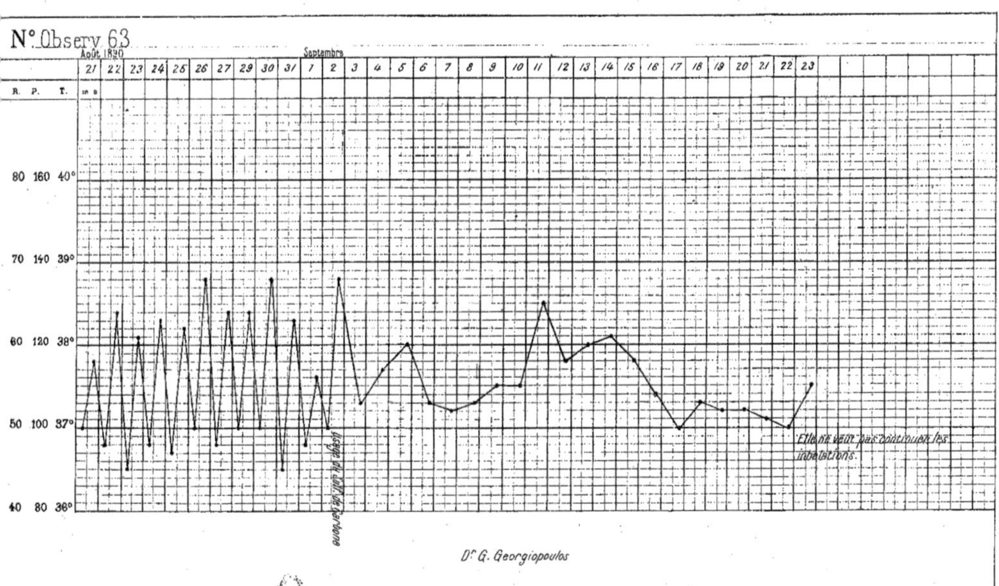

Août 1890
Septembre
21 22 23 24 25 26 27 29 30 31 1 2 3 4 5 6 7 8 9 10 11 12 13 14 15 16 17 18 19 20 21 22 23
R. P. T.
80 160 40°
70 140 39°
60 120 38°
50 100 37°
40 80 36°
Elle ne veut pas continuer les inhalations.
Dr G. Georgiopoulos

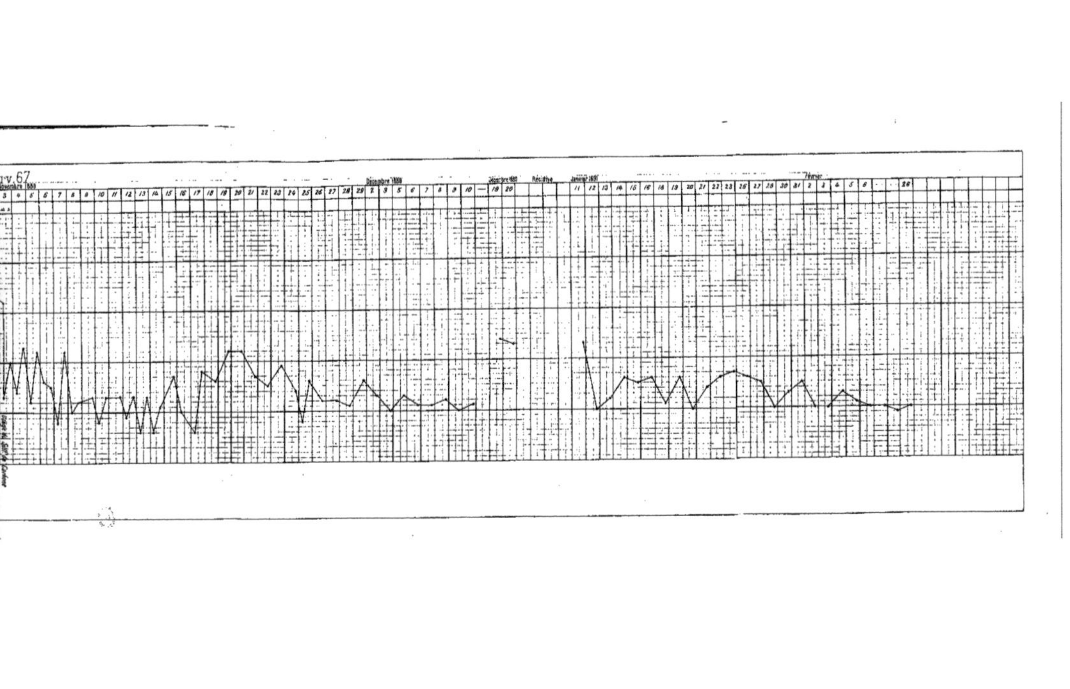
Nov. 67
Novembre 1889
Décembre 1889
Décembre 1890
Récidive
Janvier 1891
Février
3 4 5 6 7 8 9 10 11 12 13 14 15 16 17 18 19 20 21 22 23 24 25 26 27 28 29 2 3 5 6 7 8 9 10 — 19 20
11 12 13 14 15 16 18 19 20 21 22 23 26 27 28 30 31 2 3 4 5 6 — 26

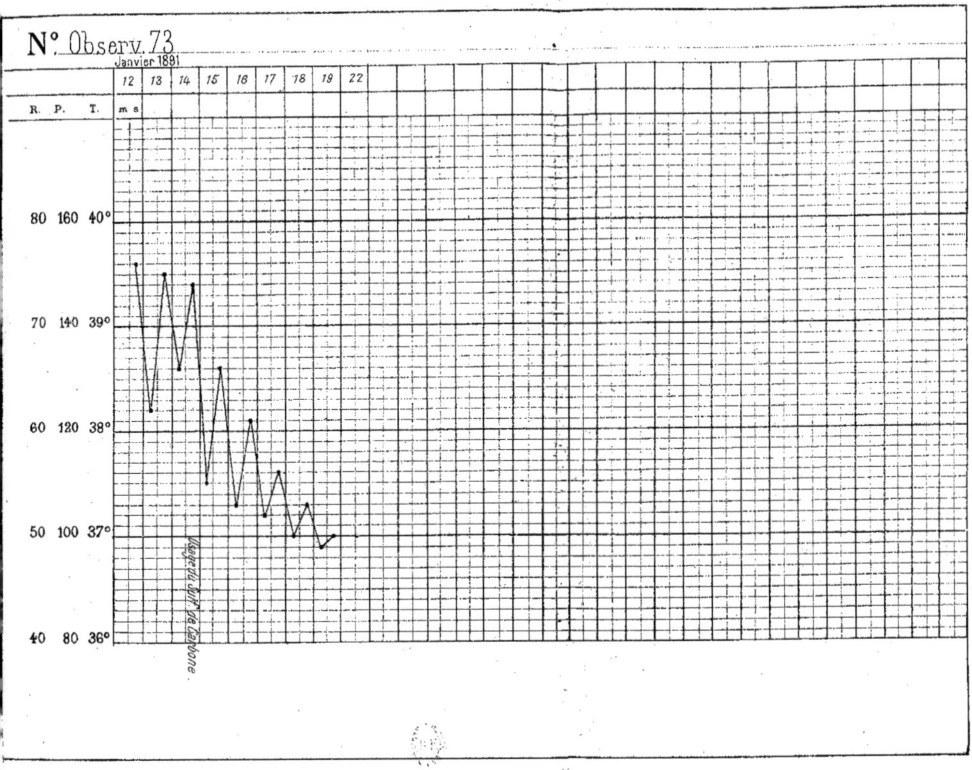

N°. Observ. 73

Janvier 1891

| 12 | 13 | 14 | 15 | 16 | 17 | 18 | 19 | 22 |

R. P. T.   m s

80 160 40°

70 140 39°

60 120 38°

50 100 37°

40 80 36°

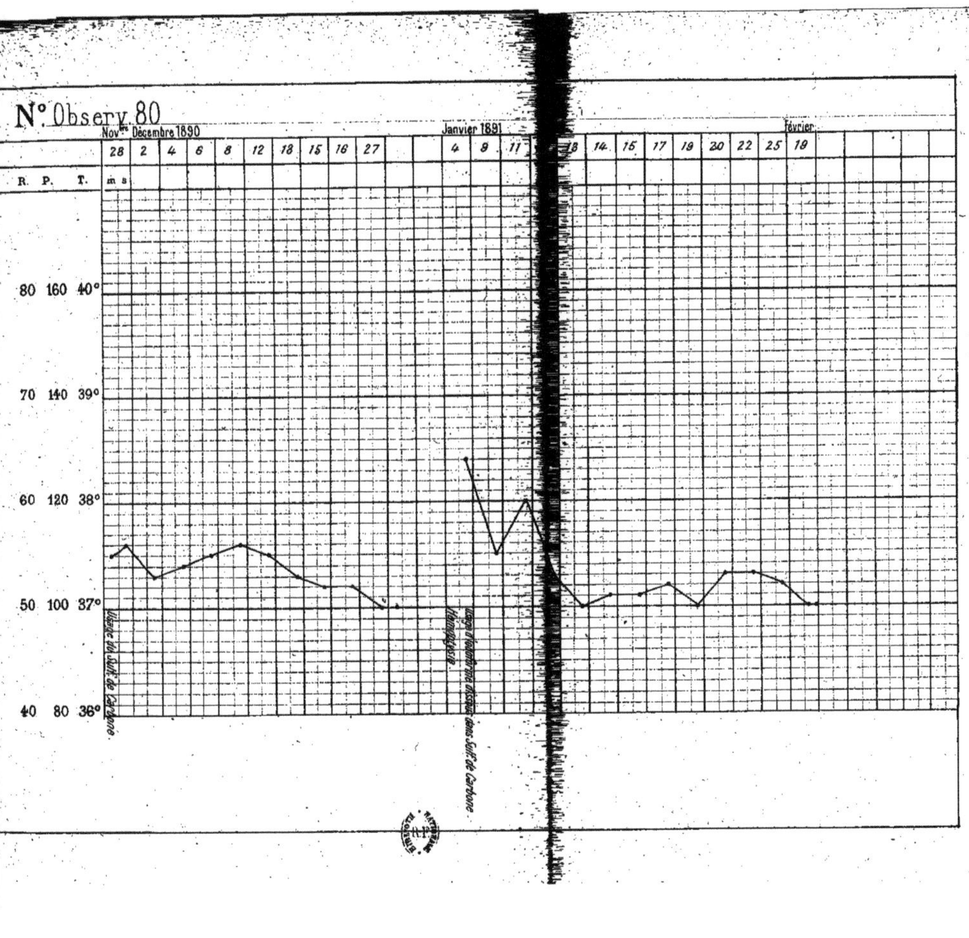

N° Observ. 80
Nov.bre Décembre 1890
Janvier 1891
Février
R. P. T.
m s
28 2 4 6 8 12 18 15 16 27 4 9 11 13 14 15 17 19 20 22 25 19
80 160 40°
70 140 39°
60 120 38°
50 100 37°
40 80 36°
Usage du Sulf. de Carbone
Usage et injections sous cutanées dans le Sulf. de Carbone Hémoptysie

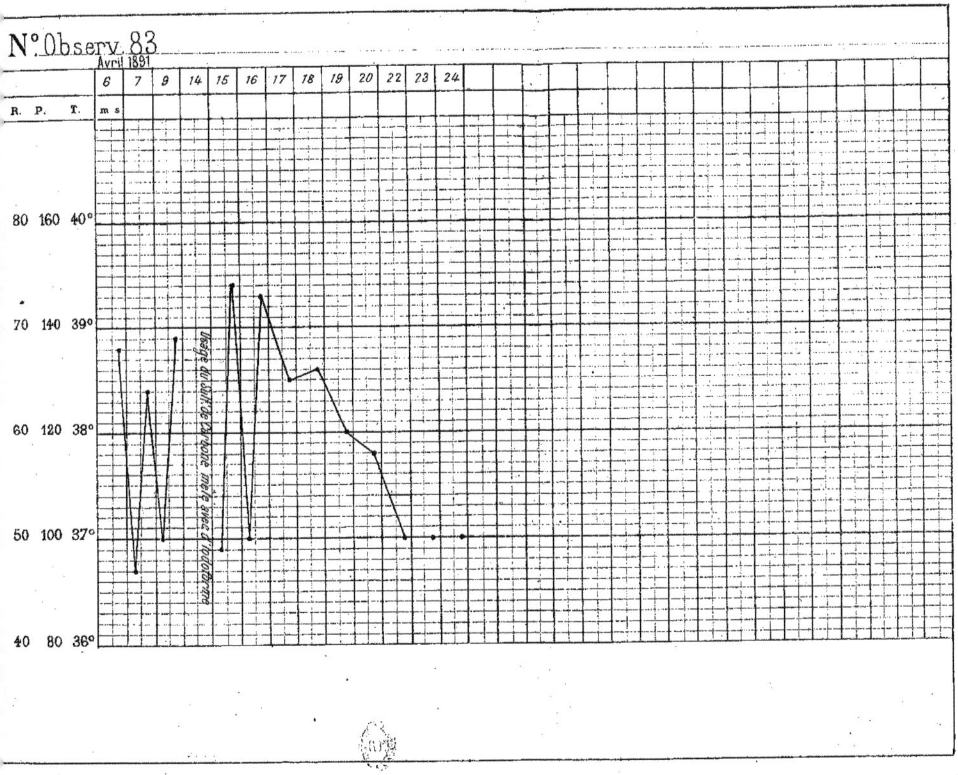

N.° Observ. 83

Avril 1891

R. P. T.	m s	6	7	9	14	15	16	17	18	19	20	22	23	24

80	160	40°
70	140	39°
60	120	38°
50	100	37°
40	80	36°

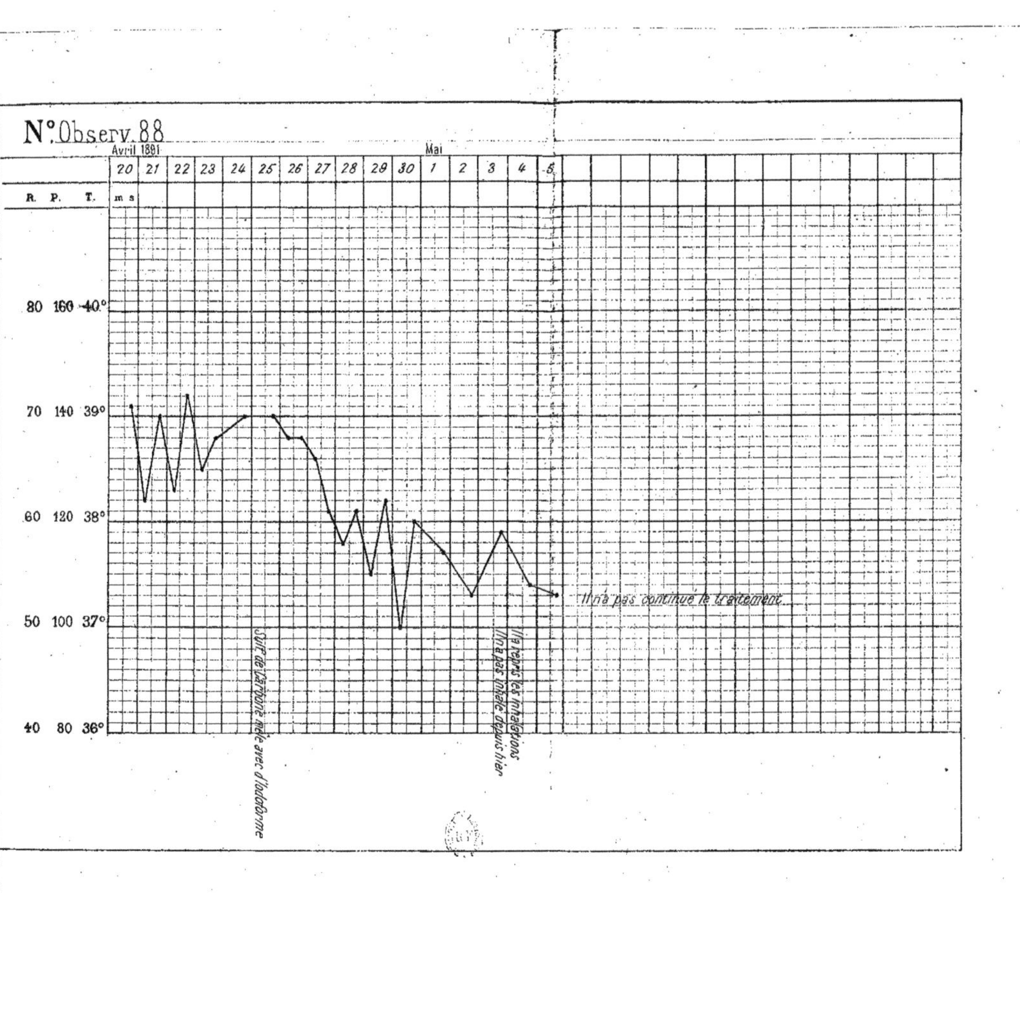

N.° Observ. 88
Avril 1881
Mai
20 21 22 23 24 25 26 27 28 29 30 1 2 3 4 5
R. P. T.
m s
80 160 40°
70 140 39°
60 120 38°
50 100 37°
40 80 36°
Suit de l'arsenic mêlé avec d'iodoforme
Il a repris les inhalations
Il n'a pas inhalé depuis hier
Il n'a pas continué le traitement

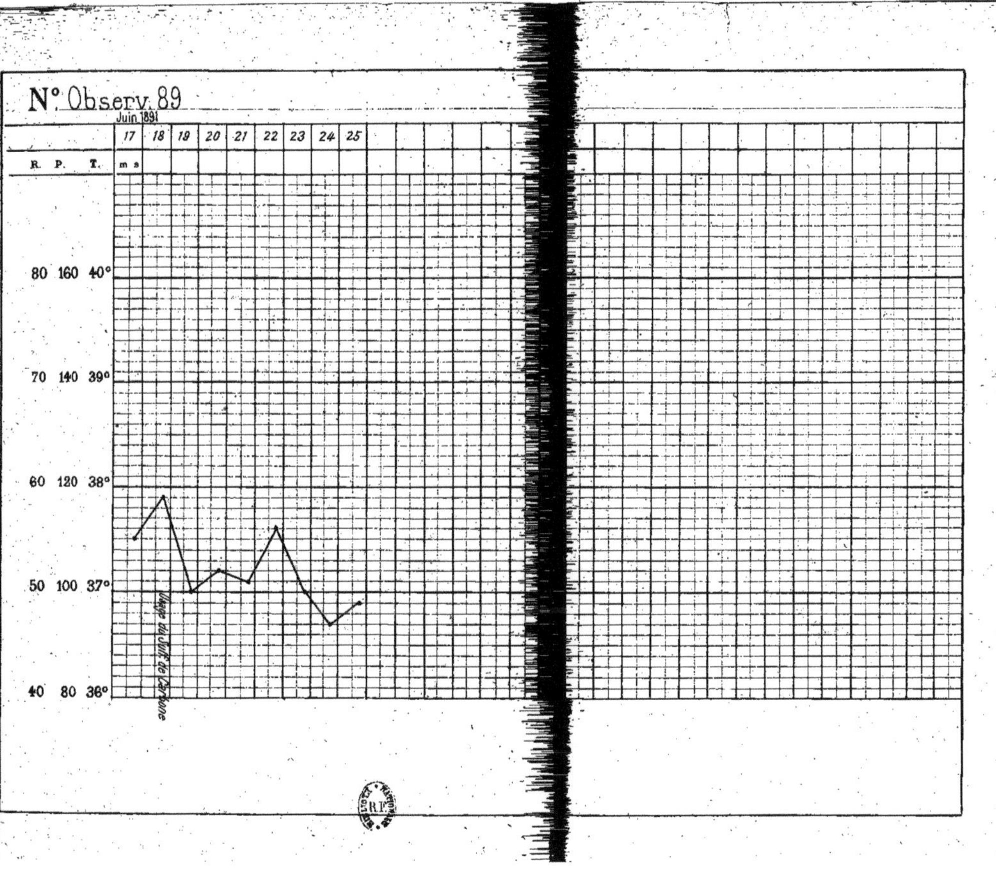

N.° Observ. 89
Juin 1891
17 18 19 20 21 22 23 24 25
R. P. T. m s
80 160 40°
70 140 39°
60 120 38°
50 100 37°
40 80 36°
Usage du Sulfate de Carbone
R.F.

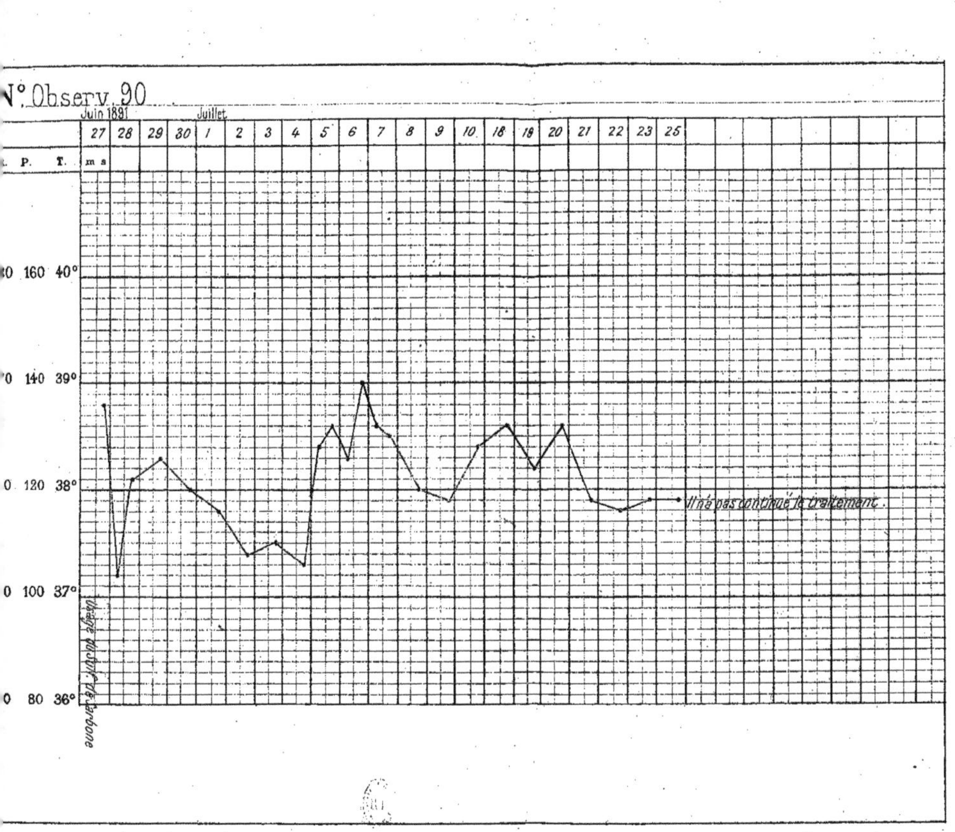
Juin 1891
Juillet
27 28 29 30 1 2 3 4 5 6 7 8 9 10 18 19 20 21 22 23 25
P. T.
m s
160 40°
140 39°
120 38°
100 37°
80 36°
Il n'a pas continué le traitement
Usage du sulf. de carbone

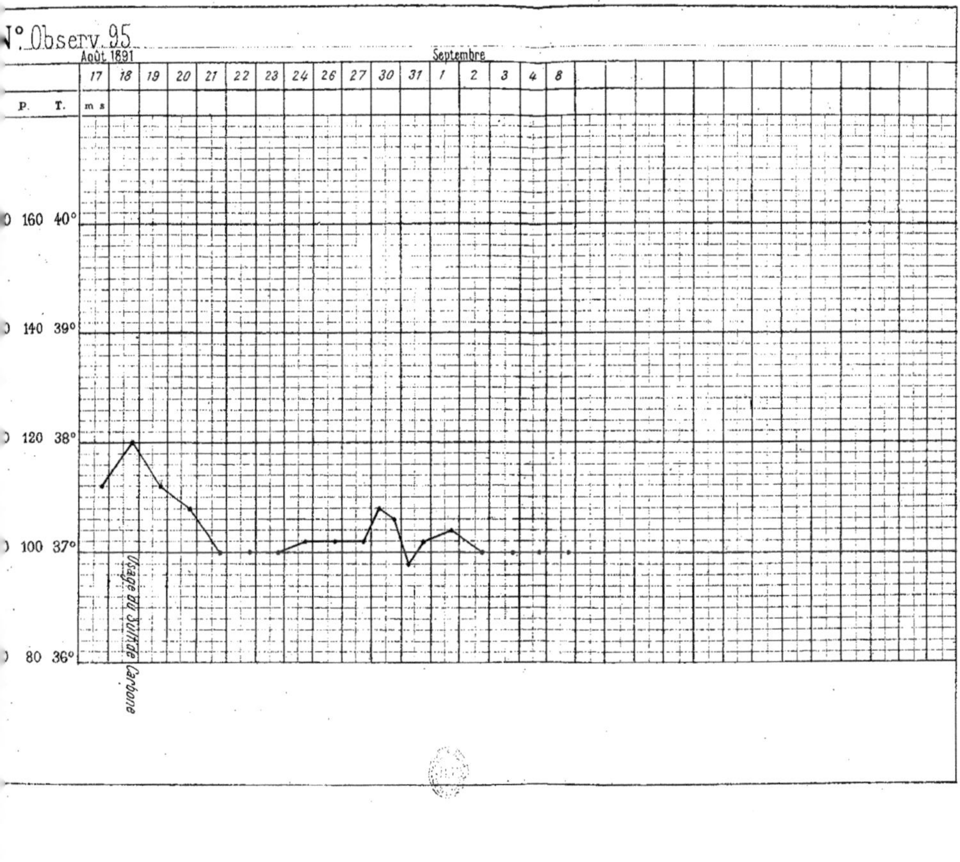

Août 1891   Septembre

| | | 17 | 18 | 19 | 20 | 21 | 22 | 23 | 24 | 26 | 27 | 30 | 31 | 1 | 2 | 3 | 4 | 8 |

P.   T.   m s

160   40°

140   39°

120   38°

100   37°

80   36°

Usage du Sulfate de Carbone

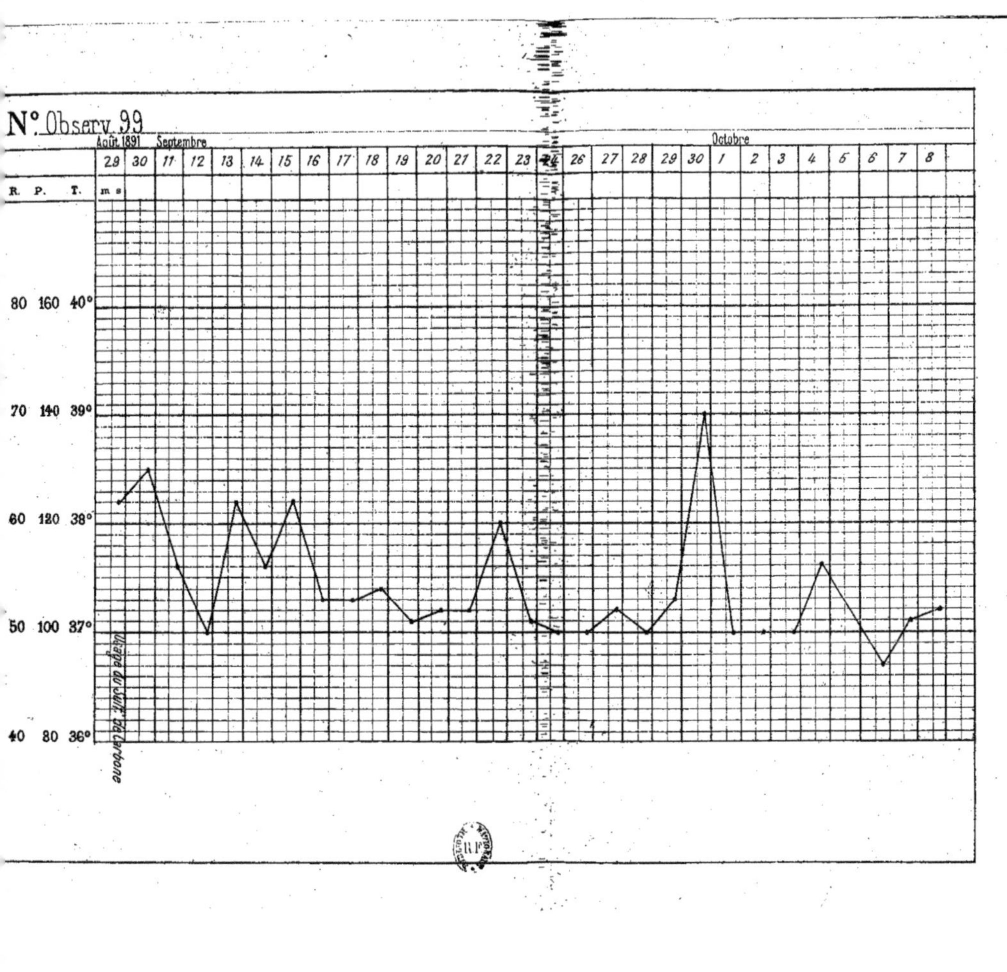

N° Observ. 99
Août 1891
Septembre
Octobre
29 30 11 12 13 14 15 16 17 18 19 20 21 22 23 24 26 27 28 29 30 1 2 3 4 5 6 7 8
R. P. T. m s
80 160 40°
70 140 39°
60 120 38°
50 100 37°
40 80 36°
Usage du Sulf. de Carbone

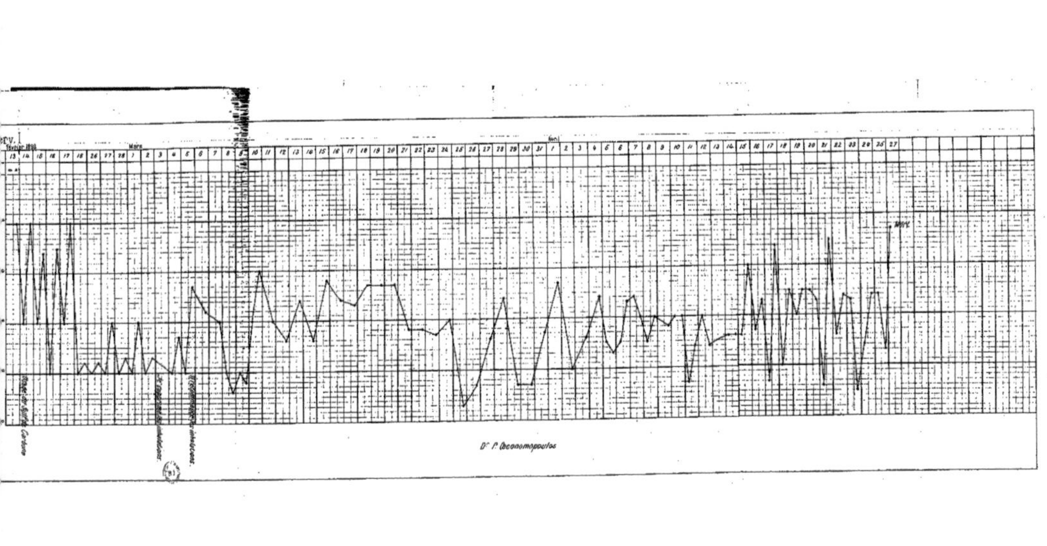

Obs. I
Février 1890   Mars
13 14 15 16 17 18 26 27 28 1 2 3 4 5 6
Dr P. Oeconomopoulos

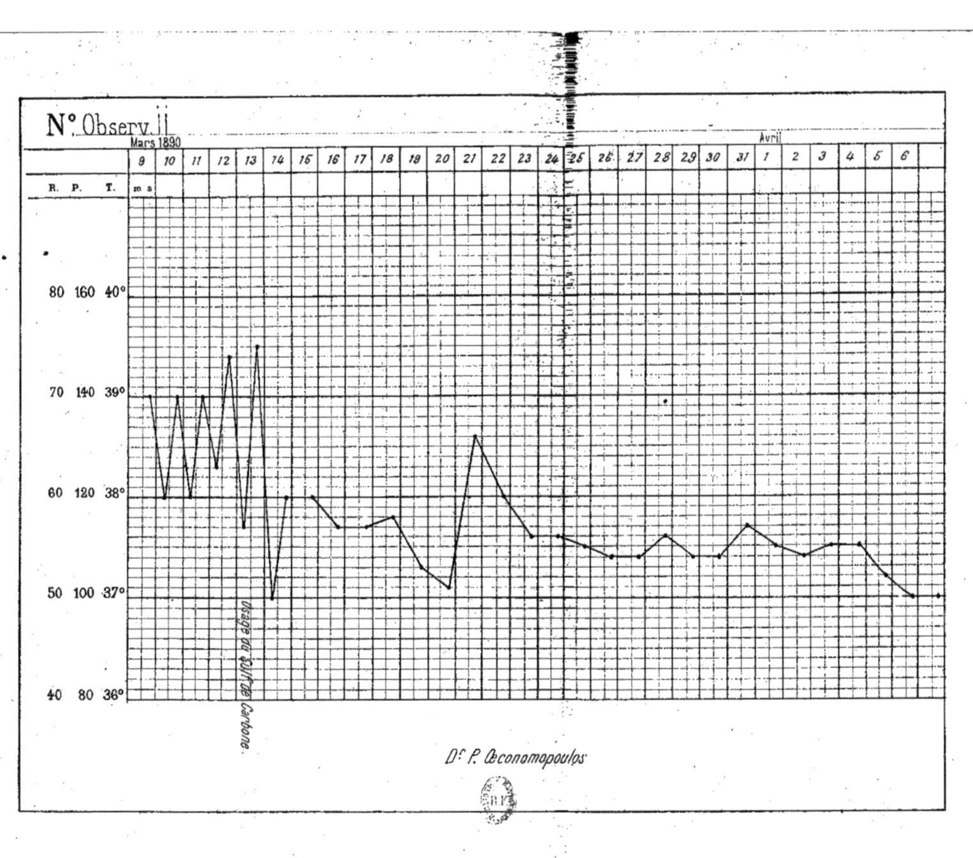

Mars 1890
Avril
R. P. T.
m s
9 10 11 12 13 14 15 16 17 18 19 20 21 22 23 24 25 26 27 28 29 30 31 1 2 3 4 5 6
80 160 40°
70 140 39°
60 120 38°
50 100 37°
40 80 36°
Usage du Sulf. de Carbone.
Dr. P. Œconomopoulos

Nº Observ. IV.

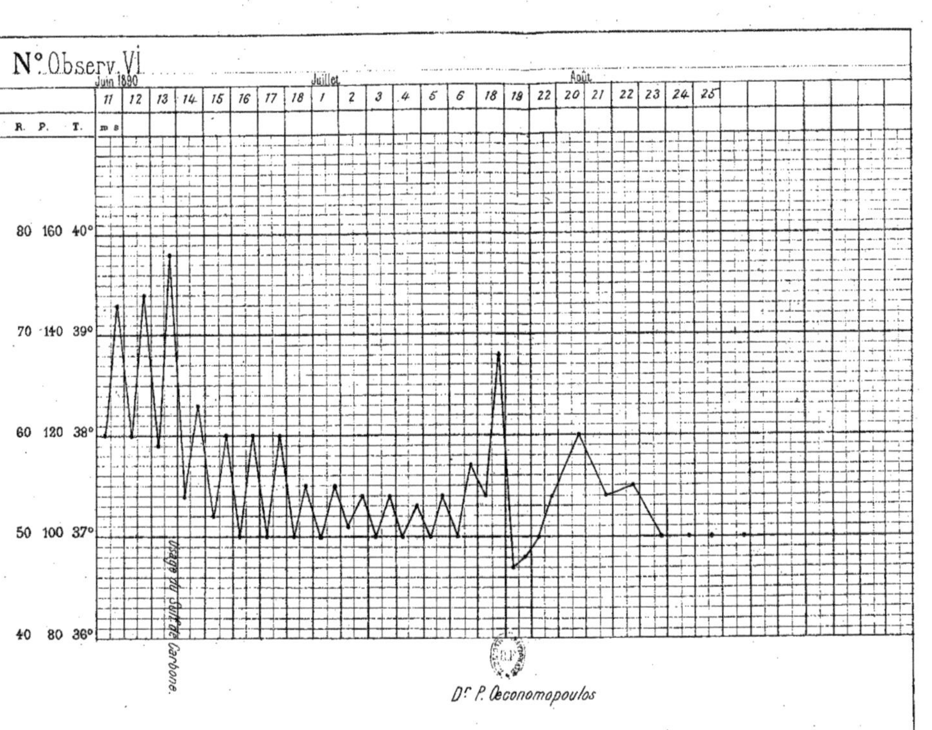

N.º Observ. VI
Juin 1890
Juillet
Août
11 12 13 14 15 16 17 18 1 2 3 4 5 6 18 19 22 20 21 22 23 24 25
R. P. T.
m s
80 160 40°
70 140 39°
60 120 38°
50 100 37°
40 80 36°
Usage du sulf. de Carbone.
Dr P. Œconomopoulos

N°. Observ VII

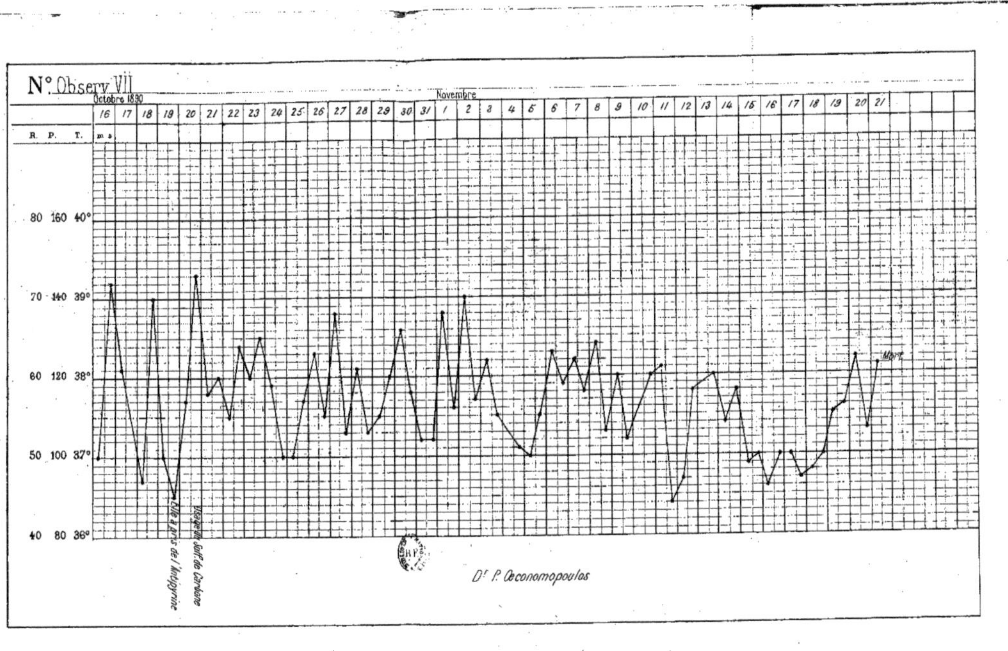

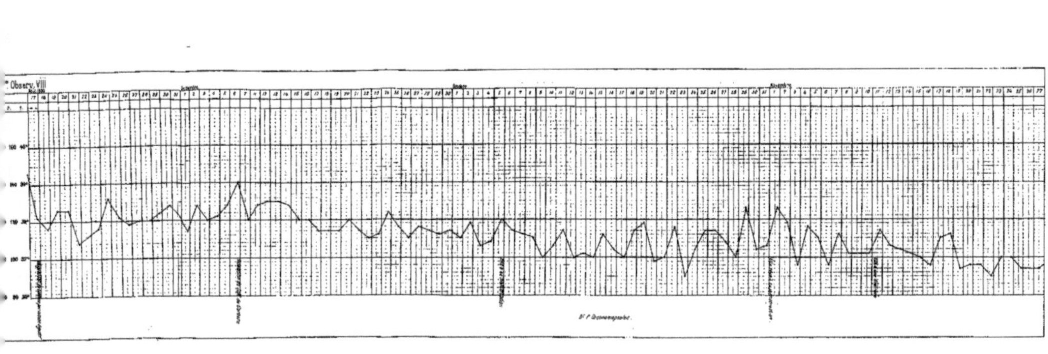

Observ. VIII

N.° Observ. IX

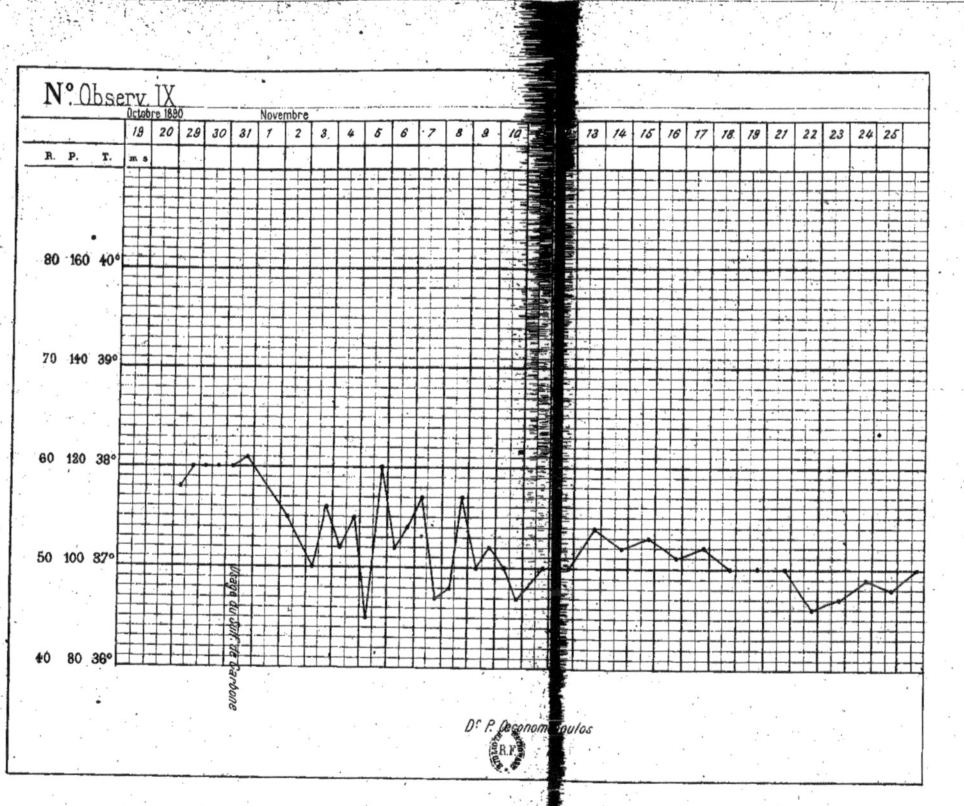